Natürlich gesund mit Schwarzkümmel

W0366311

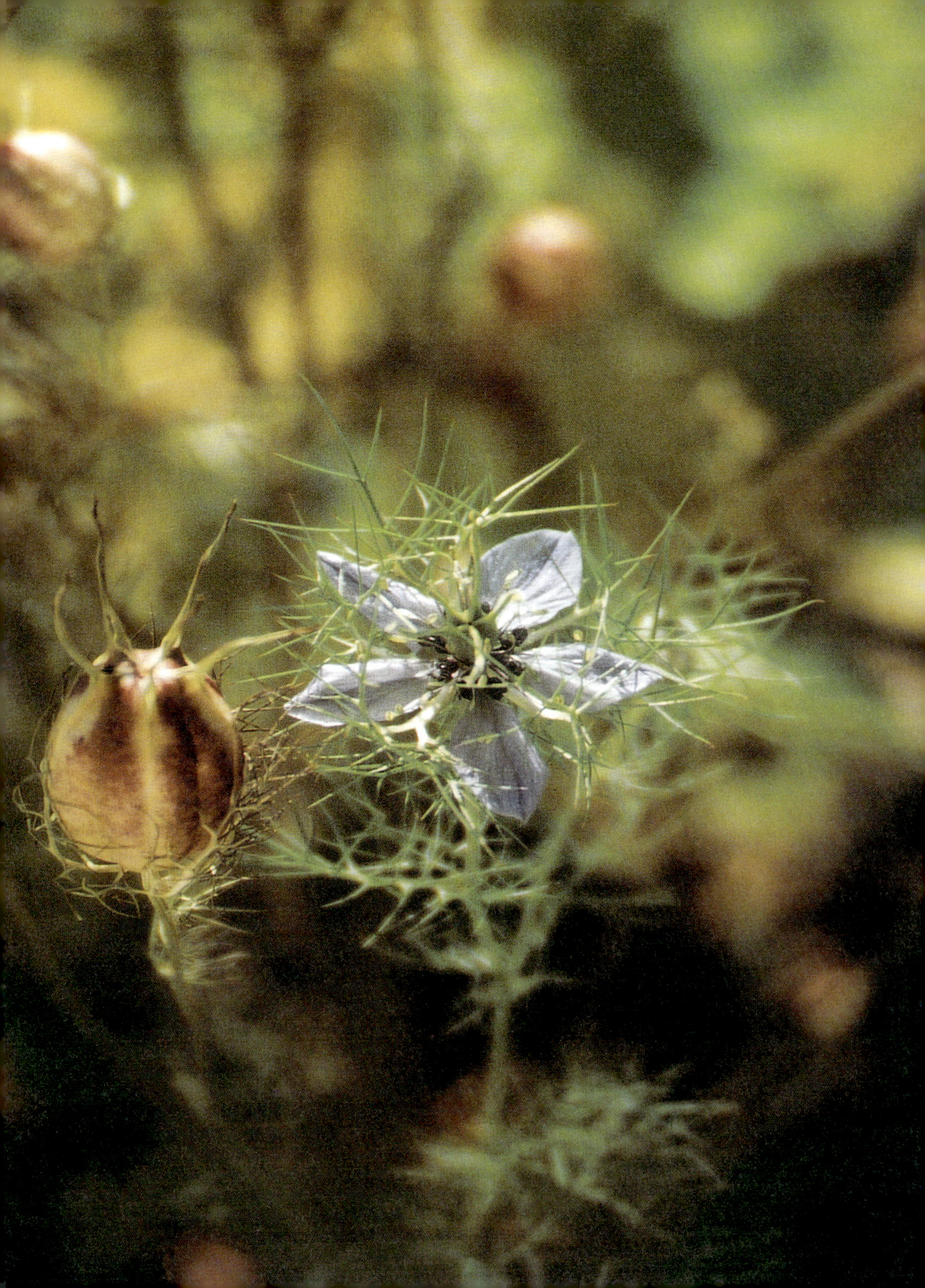

Dr. Lutz-Michael Lautenbacher

Natürlich gesund mit Schwarzkümmel

- Fertigpräparate und Rezepturen zum Selbermachen
- Sanfte Hilfe bei Allergien, Infektionen, Hauterkrankungen
- Extrakte, Aufgüsse, Samenkörner, Öle
- Schwarzkümmel in Küche und Kosmetik

MIDENA

Der Autor: *Dr. Lutz-Michael Lautenbacher ist öffentlich bestellter und vereidigter Sachverständiger für Arzneimittel, Lebensmittel und Kosmetika.*

Hinweis: *Die Inhalte des vorliegenden Ratgebers sind sorgfältig recherchiert und erarbeitet. Dennoch kann aus rechtlichen Gründen weder vom Autor noch vom Verlag eine Haftung oder Gewähr übernommen werden.*

Es ist nicht gestattet, Abbildungen dieses Buches zu scannen, in PCs oder auf CDs zu speichern oder in PCs/Computern zu verändern oder einzeln oder zusammen mit anderen Bildvorlagen zu manipulieren, es sei denn mit schriftlicher Genehmigung des Verlages.

Die Deutsche Bibliothek – CIP-Einheitsaufnahme

Lautenbacher, Lutz-Michael:
Natürlich gesund mit Schwarzkümmel : Fertigpräparate und Rezepturen zum Selbermachen ; sanfte Hilfe bei Allergien, Infektionen, Hauterkrankungen ; Extrakte, Aufgüsse, Samenkörner, Öle ; Schwarzkümmel in Küche und Kosmetik / Lutz-Michael Lautenbacher.
- Augsburg : Midena, 1999
ISBN 3-310-00536-4

Midena Verlag, Augsburg
© 1999 Weltbild Verlag GmbH, Augsburg
Alle Rechte vorbehalten

Redaktion: *Verlagsbüro Kopal, L.-Echterdingen*
Gestaltung und Layout: *Cyclus · Visuelle Kommunikatiom, Stuttgart*
Lektorat: *Franz Leipold*
Umschlaggestaltung: *S/L Kommunikation*
Umschlagfoto: *Hans Reinhard*
Druck und Bindung: *Offizin Andersen Nexö, Leipzig – ein Betrieb der INTERDRUCK Graphischer Großbetrieb GmbH*

Printed in Germany

ISBN 3-310-00536-4

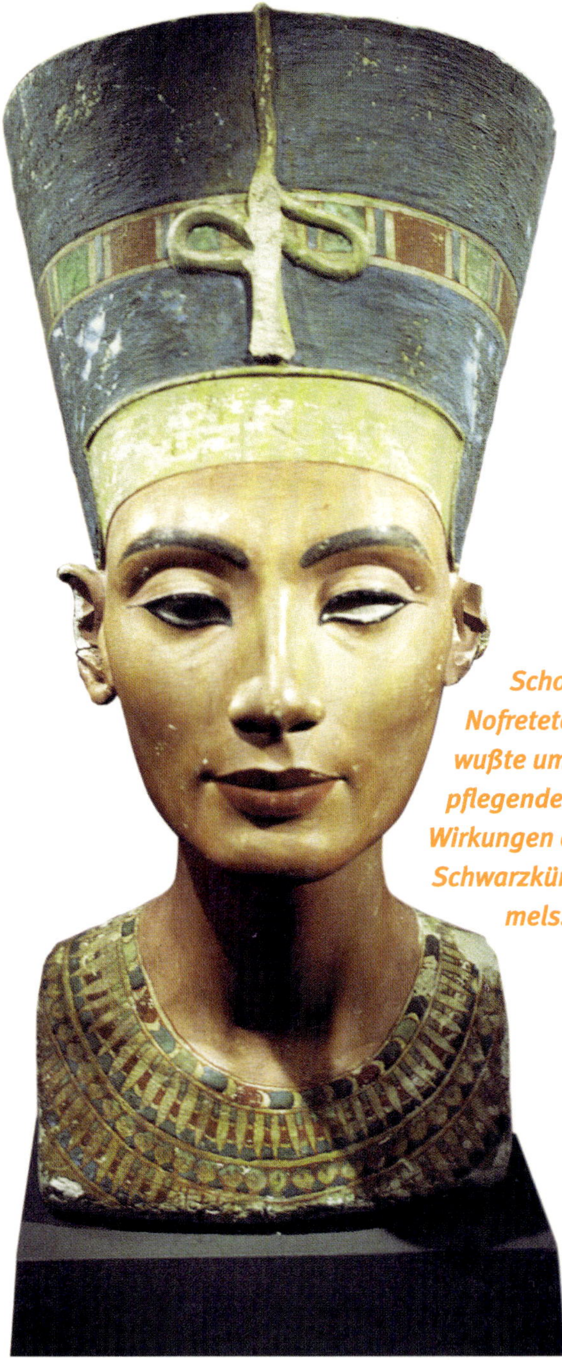

Schon Nofretete wußte um die pflegenden Wirkungen des Schwarzkümmels.

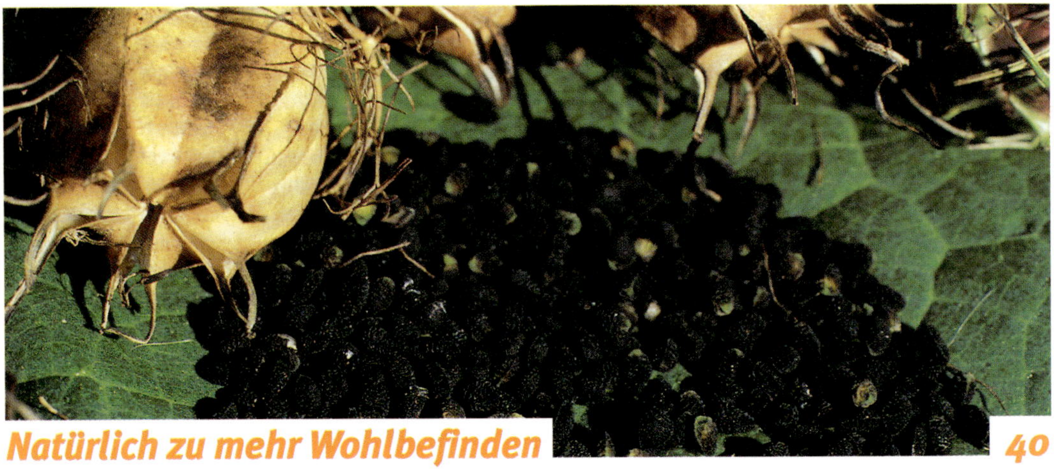

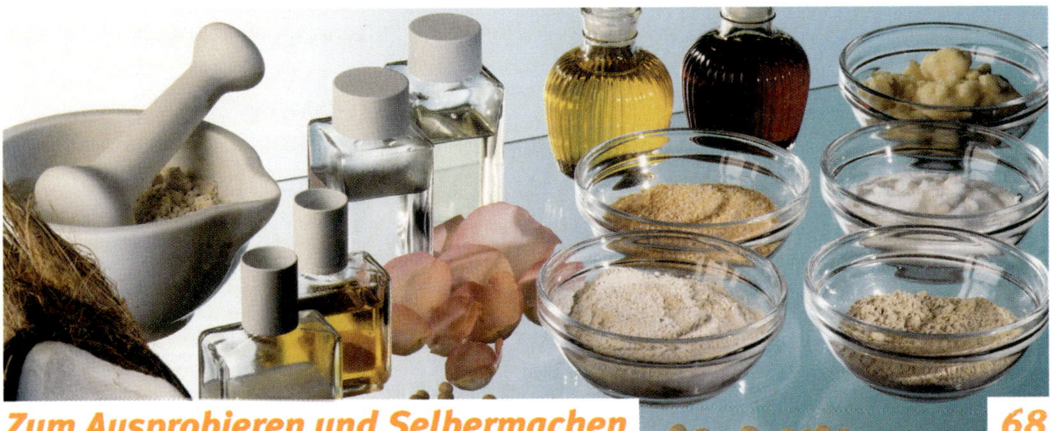

Vorwort

Der echte Schwarzkümmel sorgt für Aufregung bei Patienten, Medizinern, Naturheilkundlern und Wissenschaftlern. Eine Gewürzpflanze die bereits bei den alten Ägyptern bekannt war, die im Mittelalter bei Hildegard von Bingen erwähnt wird und die dann in Vergessenheit geraten ist, leistet scheinbar Erstaunliches. Viele Alltagsbeschwerden sollen sich behandeln lassen, ja selbst gegen Krebs soll diese, das Immunsystem fördernde, Pflanze hilfreich sein.

Das hört sich nach Wunder an, läßt sich aber mittlerweile wissenschaftlich erhärten: Die Inhaltsstoffe in den Schwarzkümmelsamen sind es, die unsere körpereigenen Abwehrkräfte stärken und gleichzeitig eine überschießende Reaktion unseres Immunsystems abbremsen und wieder in ein natürliches Gleichgewicht führen.

Innerlich und äußerlich läßt sich das Öl der Schwarzkümmelsamen anwenden, bei Hautproblemen ebenso wie in der Kosmetik und bei der Haarpflege.

Aber auch zum Kochen und zur Verfeinerung von Speisen und Kaffee oder Tee findet das „Gold der alten Ägypter" zunehmend Verwendung. Lassen Sie sich inspirieren und ein wenig verführen von dieser vielseitigen Kulturpflanze, experimentieren Sie ruhig etwas und erfahren Sie dabei, welche heilenden Kräfte im Schwarzkümmel schlummern.

Dr. Lutz-Michael Lautenbacher

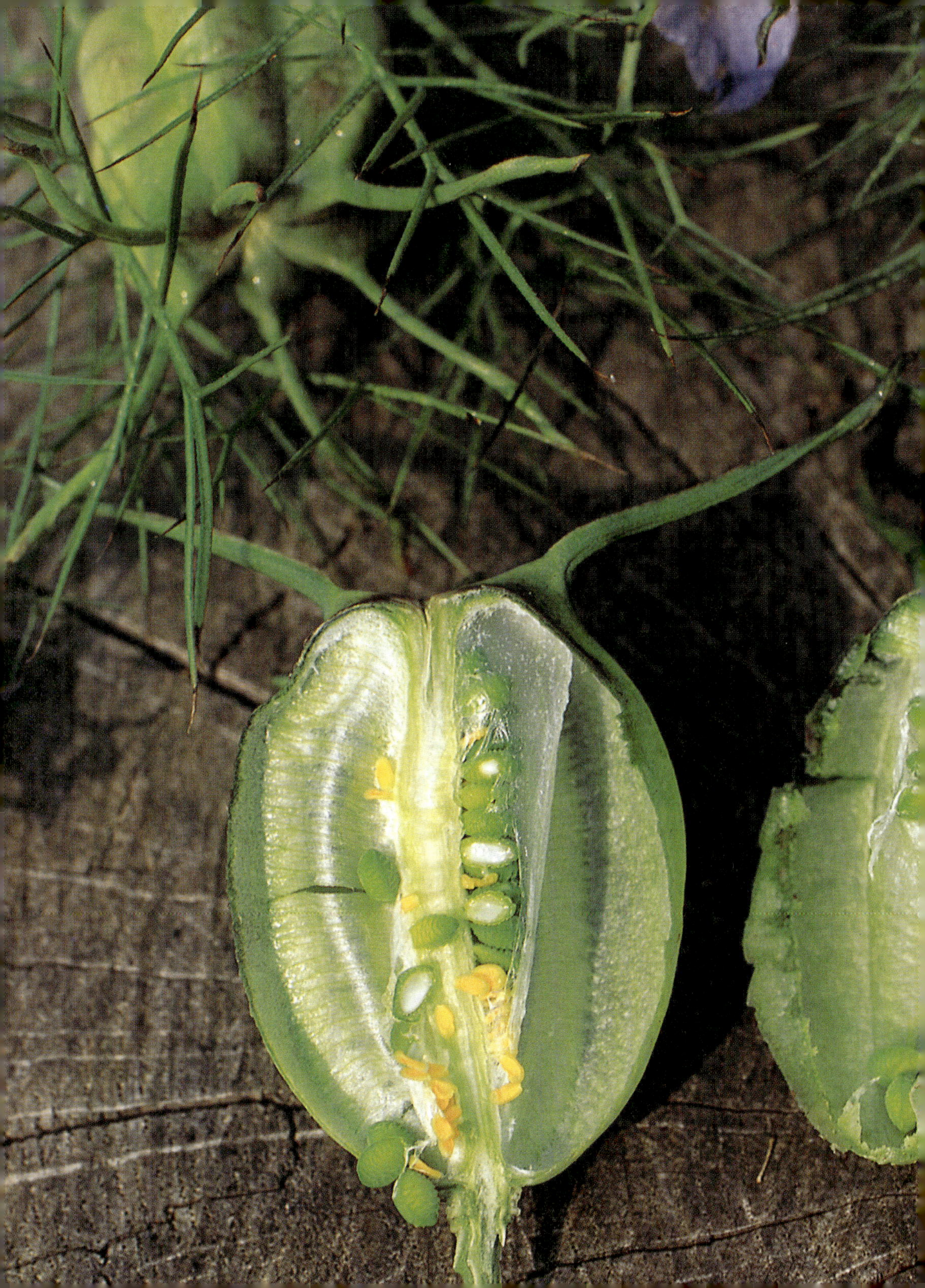

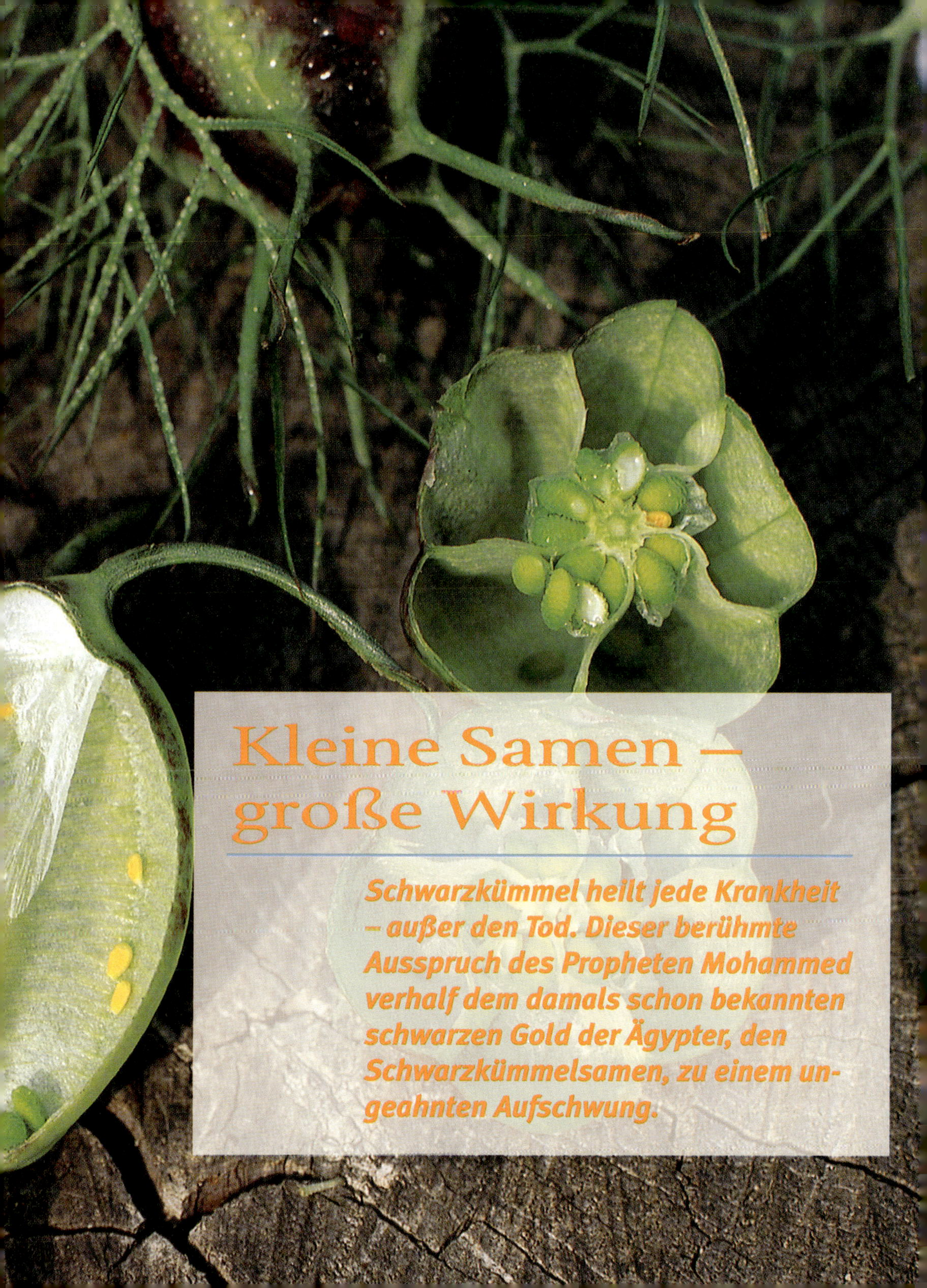

Kleine Samen – große Wirkung

Schwarzkümmel heilt jede Krankheit – außer den Tod. Dieser berühmte Ausspruch des Propheten Mohammed verhalf dem damals schon bekannten schwarzen Gold der Ägypter, den Schwarzkümmelsamen, zu einem ungeahnten Aufschwung.

Auf den Spuren eines alten Heilmittels

Das Herkunftsland des Schwarzkümmels ist Ägypten. Dort ist die Pflanze weit verbreitet.

Schwarzkümmel ist eine Pflanze, die bereits im alten Ägypten, in der Türkei und vielen anderen orientalischen und arabischen Ländern Verwendung fand. Um jeder Verwechslung vorzubeugen: Er hat nichts mit dem uns bekannten Gewürzkümmel oder dem indischen Kreuzkümmel gemein, sondern seine Heimat sind die Nordafrikanischen und Westasiatischen Länder. Verwendung finden vor allem die Samen und das aus ihnen gewonnene Öl, denen eine immunstimulierende, lindernde und heilende Wirkung nachgesagt wird.

Von Grabbeigaben und Volksmedizin

Die Leibärzte der Pharaonen kannten Schwarzkümmelöl und -salbe als Mittel gegen Verdauungsstörungen. Das Öl diente auch als pflegender Badezusatz.

Die wohl aufregendste Neuigkeit über Schwarzkümmelöl bestand in der Überlieferung, daß dieses Öl schon zum Schatz der Heil- und Gesundheitspflegemittel der Ägypter, insbesondere der Würdenträger wie der Pharaonen, gehört hat. Archäologen fanden im Grab des Pharaos Tut-enkh-Amun ein Fläschchen mit Schwarzkümmelöl als Grabbeigabe. In vielen historischen Quellen findet sich ein Hinweis auf das begehrte schwarze Gold der Pharaonen: In der Bibel, in den Schriften von Hippokrates, dem Römer Plinius und Karl dem Großen wie auch von der mittelalterlichen Äbtissin Hildegard von Bingen wird Schwarzkümmel erwähnt.

Allerdings geriet Schwarzkümmel mit der Zeit in Vergessenheit, teils weil sich die Klöster eigener Heilpflanzen bedienten, teils weil immer neue Arzneien wie Weihrauch aus dem Orient ins Land kamen.

Der Schutz der schwarzen Kerne

Ausführlich beschrieben wird der Schwarzkümmel im Islam. Laut einer arabischen Sammlung soll der Prophet Mohammed gesagt

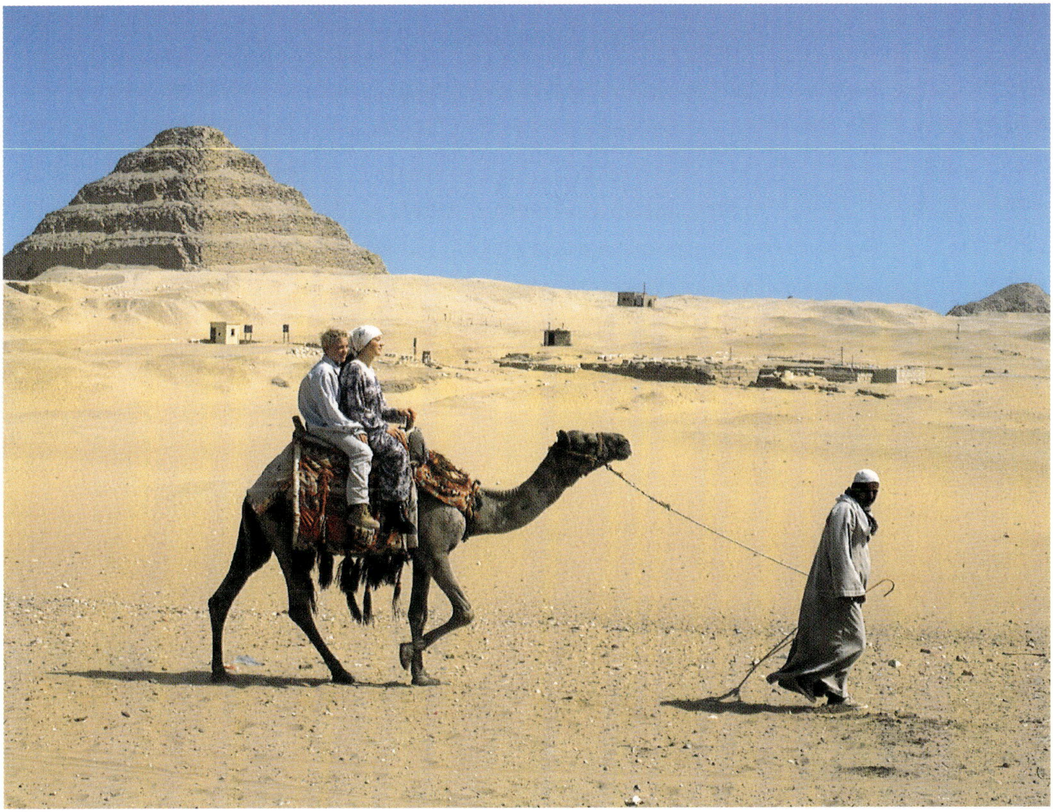

haben, daß Schwarzkümmel jede Krankheit außer dem Tod heilen kann. Aus dieser islamischen Tradition stammen sehr viele umfangreiche Bücher, die auch über die Heilwirkungen von Schwarzkümmel berichten. Ibn Sina, der auch als Avicenna berühmte arabische Arzt und Philosoph und einer der bedeutendsten Gelehrten des Islams, der mit seinem Canon Medicinae jahrhundertelang die Medizin maßgeblich geprägt hat, schreibt, daß Kreuzkümmel Lungensekrete entfernen und den Körper von allen toxischen Substanzen säubern kann. Außerdem soll eine Mischung von Schwarzkümmel mit Essig jede Wunde und die Krätze heilen. Weitere Anwendungsgebiete bei Avicenna waren Schnupfen, Kopfschmerzen, Zahnschmerzen und Darmwürmer.

Traditionelle Herstellmethoden und moderne Forschung: Beides verbindet sich im Schwarzkümmel. Dabei kommt unserem Jahrhundert die Aufgabe zu, einen wissenschaftlichen Nachweis für die Wirksamkeit der Pflanze zu führen.

Tradition in Indien

Neben der Anwendung in arabischen Ländern findet man bei Schwarzkümmel auch eine indische Tradition; die Pflanze wird in der sogenannten indischen Materia Medica, einer Zusammenstellung von indischen Heilmitteln, erwähnt. Hierin werden die Samen als aromatisch beschrieben. Sie seien harntreibend, gut gegen Galle- und Magenbeschwerden, wirkten gegen Brechreiz und halfen bei Wurmbefall. Außerdem wird dem Öl hier eine schmerzlindernde und leicht betäubende Wirkung nachgesagt.

Auch in der griechischen Antike war Schwarzkümmel bekannt: Die Samen dienten zur Vitalisierung.

Ein altes Heilmittel – neu entdeckt

All dies zeigt: Schwarzkümmel ist keinesfalls eine neue Wunderdroge, sondern eine Pflanze mit überlieferter Tradition und Anwendung. Sie wird seit der Zeit der Pharaonen bis in die Neuzeit auf den verschiedensten Gebieten angewendet. Dabei kommt unserer Generation eine besondere Aufgabe zu, nämlich die traditionell überlieferten Angaben wissenschaftlich zu prüfen und daraus sichere und fundierte Aussagen zu den Anwendungsgebieten und möglichen Risiken abzuleiten.

Immunologen aus Deutschland beschäftigen sich seit Jahren mit Schwarzkümmel und seinen heilenden Wirkungen. So konnte das Öl in vielen Studien getestet werden.

Daß diese Droge bei uns gewissermaßen neu entdeckt wurde, ist allerdings eher dem Zufall zu verdanken. Als Anfang der neunziger Jahre ein wertvolles Dressurpferd Asthma bekam und die Besitzer auf der Suche nach einer natürlichen Heilmethode waren, empfahl ein Tierarzt die Anwendung von Schwarzkümmelsamen. Diese immunregulierende Eigenschaft des Schwarzkümmels rief die Forscher auf den Plan, die sich dafür interessierten, welche Inhaltsstoffe die Pflanze so wirksam machen.

Auf die Sorte kommt es an

Die Schwarzkümmelpflanze, und hier sprechen wir vom „Echten Schwarzkümmel“ oder auch „Schwarzen Kreuzkümmel“, wird bo-

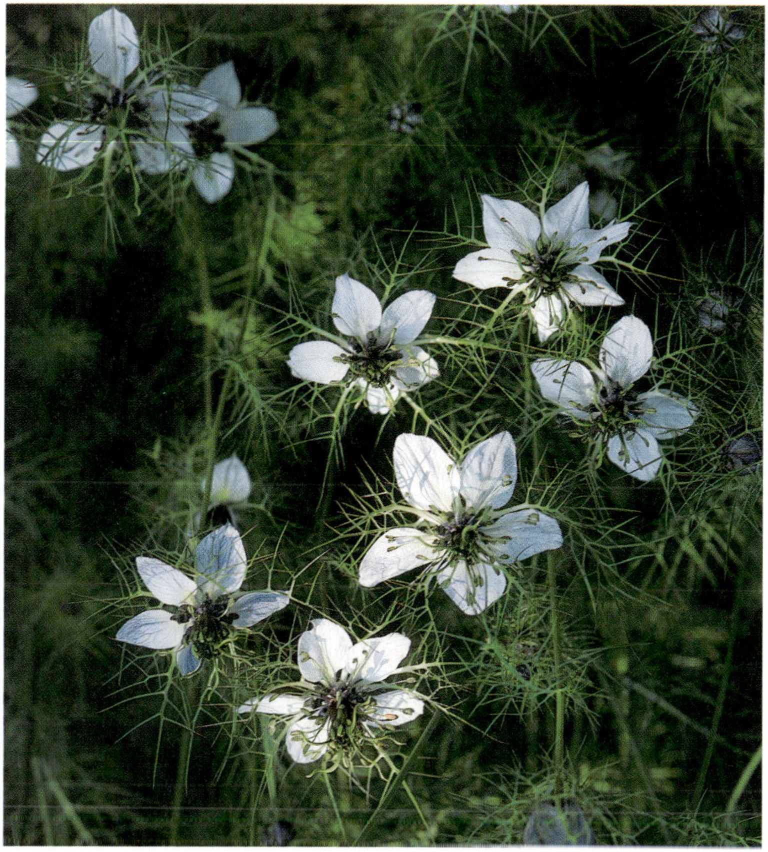

Vor Verwechselung wird gewarnt: Schwarzkümmel ist weder mit unserem Gewürzkümmel noch mit dem indischen Kreuzkümmel verwandt. Er stammt aus Nordafrika und Westasien.

tanisch als *Nigella sativa L.* bezeichnet, gehört zu den Hahnenfußgewächsen (Ranunculaceae) und wird u.a. in Ägypten, Südeuropa und Westasien angebaut. Es handelt sich dabei um ein 30 bis 60 cm hohes einjähriges Kraut, dessen Stengel einfach oder verzweigt und mehr oder weniger behaart sind. Die Samen sind kantig, querrunzelig und meist schwarz. Verwirrend sind die vielen in der Alltagssprache gebräuchlichen Namen für Schwarzkümmel bzw. Schwarzkümmelsamen wie z. B. Damaszener Schwarzkümmel (Jungfer im Grünen, Gretel im Busch), Acker-Schwarzkümmel oder Nigella gardiella. Botanisch unterscheidet sich die Pflanze vom indischen Kreuzkümmel (Carum carvi L.), der ausschließlich

Nur der echte Schwarzkümmel ist eine Heilpflanze. Andere Arten werden als Gewürz oder Ölzusatz gebraucht.

Der echte Schwarzkümmel gehört zu den Hahnenfußgewächsen, wie auch der uns bekannte Zierkümmel und eine giftige Art, Nigella gardiella.

Im Alltag gebräuchliche Namen

- Semen nigellae
- Semen milanthii
- Semen cumini nigri
- Römischer Kümmel
- Schwarzer Koriander
- Römischer Koriander
- Small Garden Fennel
- Black Caraway Seed
- Black Cumin
- Semence de Nigelle
- Sementhes del acaravia breta
- Simillas de alcaravea nigra
- Shonez (Bezeichnung aus dem Islam)
- Protvurz (Altdeutsche Glossen)
- Brotcrut (Altdeutsche Glossen)
- Melanthion (Schwarzblatt) oder Melaspermon (Schwarzsame) bei Hippokrates
- Git/Gith bei Plinius Secundus (Salusandriam Dioscurides) in der Arzneimittellehre „De Materia medica“
- Camun Aswat (arabische Bezeichnung)
- Shouniz (hocharabische Bezeichnung)
- Kalonji (schwarzer Zwiebelsamen): indische Bezeichnung
- Ketzahar: Bezeichnung in der Bibel

als Gewürz zum Einsatz kommt. Nur der echte Schwarzkümmel eignet sich auch für den therapiebegleitenden Einsatz.

Der reife Samen von Nigella ist etwa 2 bis 3,5 mm lang und ca. 2 mm dick. Durch den gegenseitigen Druck sind die Samen meist drei- bis vierkantig, abgeflacht, etwas matt schwarz und netzartig oder fein gekörnt. Die dünne schwarze Samenschale umschließt ein weißes oder bläulich-weißes Innenleben, in dessen Grund der kleine Embryo liegt. Beim Verreiben der schwarzen Samen wird ein kampherartiger, muskatähnlicher Geruch wahrgenommen. Der Geschmack des Samens ist anfangs bitter, später scharf bis gewürzhaft scharf.

Achtung

Keinesfalls zu verwechseln mit Nigella sativa sind die unter anderem auch als Schwarzkümmel bezeichneten Samen von Datura stramonium, dem sogenannten Stechapfel. Diese Samen enthalten stark pharmakologisch wirksame Stoffe, sogenannte Alkaloide – eine Stoffgruppe, die in der Regel giftig für den Menschen ist und bedenkliche Nebenwirkungen auslösen kann.

Vor Verwechselungen wird gewarnt

Eine weitere Verfälschung, die zu bedenklichen Nebenwirkungen führen kann, ist die mit der sogenannten Kornrade, den Samen von Agrostema githago. Diese Bezeichnung taucht auch bei Hildegard von Bingen in ihrer „Physica" auf, die den Schwarzkümmel mit dem Namen Githerum ratde bezeichnet. Dies wäre eine mögliche Erklärung, weshalb Hildegard von Bingen in ihren Ausführungen vor der Einnahme dieser Droge warnt, da sie für Menschen giftig sei. Sie hat dabei eventuell die Schwarzkümmelsamen mit der gerade erwähnten Kornrade verwechselt. Diese Kornrade war auch schon zur Zeit der Hildegard von Bingen, das heißt im 12. Jahrhundert, den Bauern als gefürchtetes Getreideunkraut bekannt, da durch dieses sehr giftige Unkraut Mehl, Brot und auch Gerstenkaffee teilweise ungenießbar wurden.

Wichtig ist, daß Sie die richtige Sorte dieser Gewächse herausfinden. Nigella sativa kommt meist aus Ägypten und konnte in pharmazeutischen Untersuchungen mit sehr guten Werten abschneiden.

Wie das Öl gewonnen wird

Schwarzkümmel wird meist im September gepflanzt und bevorzugt wärmere feuchtigkeitsarme Gebiete und sandige Böden, wie z. B. Südägypten. Nach ungefähr einem Jahr stirbt die Pflanze ab, und die hellbraunen Kapseln sind mit kleinen Samen gefüllt. Nun werden die Pflanzen geerntet, getrocknet und gedroschen, damit

Meist erfolgt die Ölgewinnung in Ägypten auch heute noch in den traditionellen Schwarzkümmel-Ölmühlen, doch auch hier hält die moderne Technik Einzug

sich die tiefschwarzen Samen aus den Kapseln lösen. Die Zeit der Ernte ist meist morgens vor Sonnenaufgang, um das Feuchtwerden durch Morgennebel und Tau zu verhindern. Geschnitten wird etwa fünf Zentimeter über der Erde, so daß die Pflanzen in Bündeln transportiert werden und nach der Ernte eine Woche in der Sonne getrocknet werden können. Nach Ausdreschen der Pflanze erhält man die Samenkerne, die direkt verwendet und zu einem überwiegenden Teil zur Ölgewinnung herangezogen werden. Die Ölgewinnung erfolgt durch Zermahlen der Kerne und anschließende mechanische Pressung.

Öl verschiedener Qualitäten

In einer ersten Pressung wird das Öl ohne Hitze und weitere Verfahren aus dem Samen gewonnen. Daneben gibt es aber auch Möglichkeiten, durch chemische Zusätze wie Hexan oder Äther das Öl vollständig aus den Samen zu entfernen – eine billige, ergiebige und daher sehr beliebte Methode.

Verwenden Sie nur das hochwertige kaltgepreßte Öl, das mittlerweile auch in Deutschland hergestellt wird.

Die besten Ölqualitäten liefert die erste Kaltpressung (sogenanntes natives Öl), weil sie die geringste Belastung durch Wärme oder chemische Lösungsmittel mit sich bringt. Dies gilt auch bei der Gewinnung von Speiseölen wie z. B. Olivenöl. Der Samen enthält viele organische Substanzen, Mineralien und etwa 20 Prozent Eiweiß, 30 bis 35 Prozent pflanzliche Fette, bis zu 35 Prozent Kohlenhydrate, diverse Ballaststoffe und andere pflanzentypische Sameninhaltsstoffe. Das in den Samen enthaltene ätherische Öl, das für Geruch und den scharfen, typischen Geschmack von Schwarzkümmelölsamen verantwortlich zeichnet, ist zu etwa 0,5 bis 1,5 Prozent in den Samen enthalten.

Da dieses ätherische Öl vor allem bei beschädigten Samen sehr schnell entweicht, sind der typische Geruch und Geschmack auch ein Maß für das Alter des Samens und die Qualität des Öles. Das Schwarzkümmelöl enthält neben dem obengenannten ätherischen Öl eine typische Fettsäurezusammensetzung. Bedeutsam ist dabei, daß Schwarzkümmelöl in der Regel über 50 Prozent der mehrfach ungesättigten Fettsäure Linolsäure enthält.

Wo Schwarzkümmel eingesetzt wird

Neben der Verwendung in der Küche als Gewürz (Samen) und exotisches Öl wird die Heilkraft von Schwarzkümmel vor allem bei allergischen Erkrankungen wie Neurodermitis, Heuschnupfen und allergisch bedingtem Asthma herangezogen.

Das Haupteinsatzgebiet von Schwarzkümmel sind allergische Erkrankungen, Asthma, Bluthochdruck und Entzündungen.

Darüber hinaus wird zunehmend auf seine immunstimmulierende Wirkung hingewiesen, gerade in Zeiten erhöhter Infektionsgefahr. Einige Untersuchungen zeigen auch die wertvolle Hilfe von Schwarzkümmel in der Behandlung von Entzündungen, Krebs, erhöhtem Blutdruck, sowie bei Akne und gegen Parasiten.

Auch in der Kosmetik gilt das native Schwarzkümmelöl dank seiner pflegenden und durchaus auch vorbeugenden Wirkungen als ein wichtiger Rohstoff.

Achtung

Seit Jahren befassen sich Wissenschaftler aus aller Welt mit den heilenden Wirkungen des Schwarzkümmelöls. Viele Studien, die häufig mit Tierversuchen gemacht wurden, stellen therapeutische Wirkungen fest, aber es gibt sehr wohl auch kritische Stimmen, die vor einer übergroßen Begeisterung warnen.

Wenn Sie Schwarzkümmelsamen oder -öl als längerfristiges Naturheilmittel anwenden, kann es Ihnen durchaus Linderung Ihrer Beschwerden verschaffen. Allerdings sollten Sie auch, wie bei jeder Selbstbehandlung, Vorsicht walten lassen: Vergehen Ihre Beschwerden nicht, werden Sie schlimmer oder gesellen sich andere Symptome hinzu, ist unbedingt ein Arztbesuch empfehlenswert. Denken Sie immer an die Grenzen einer Selbstbehandlung.

Naturheikundliche Maßnahmen können auf keinen Fall den Arztbesuch ersetzen.

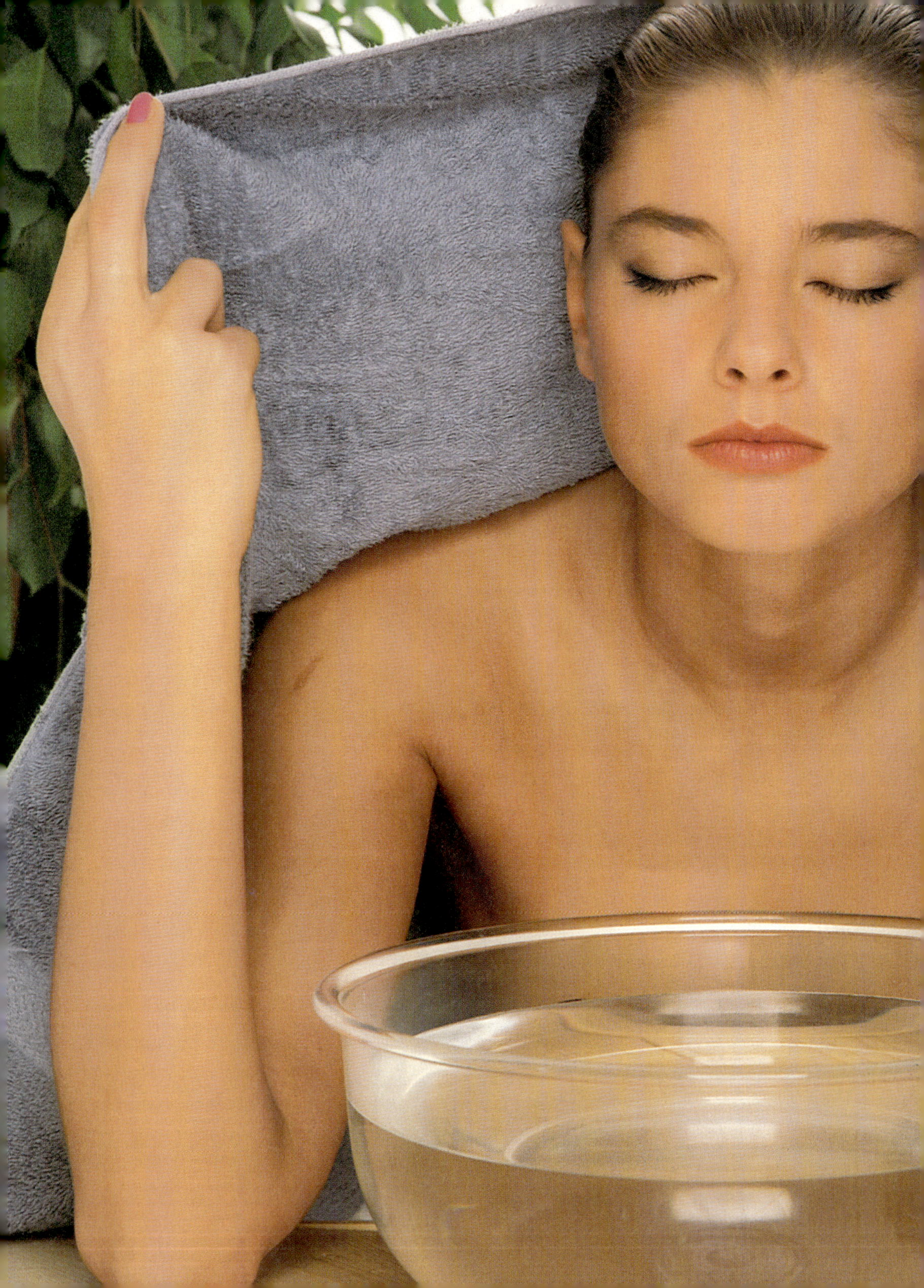

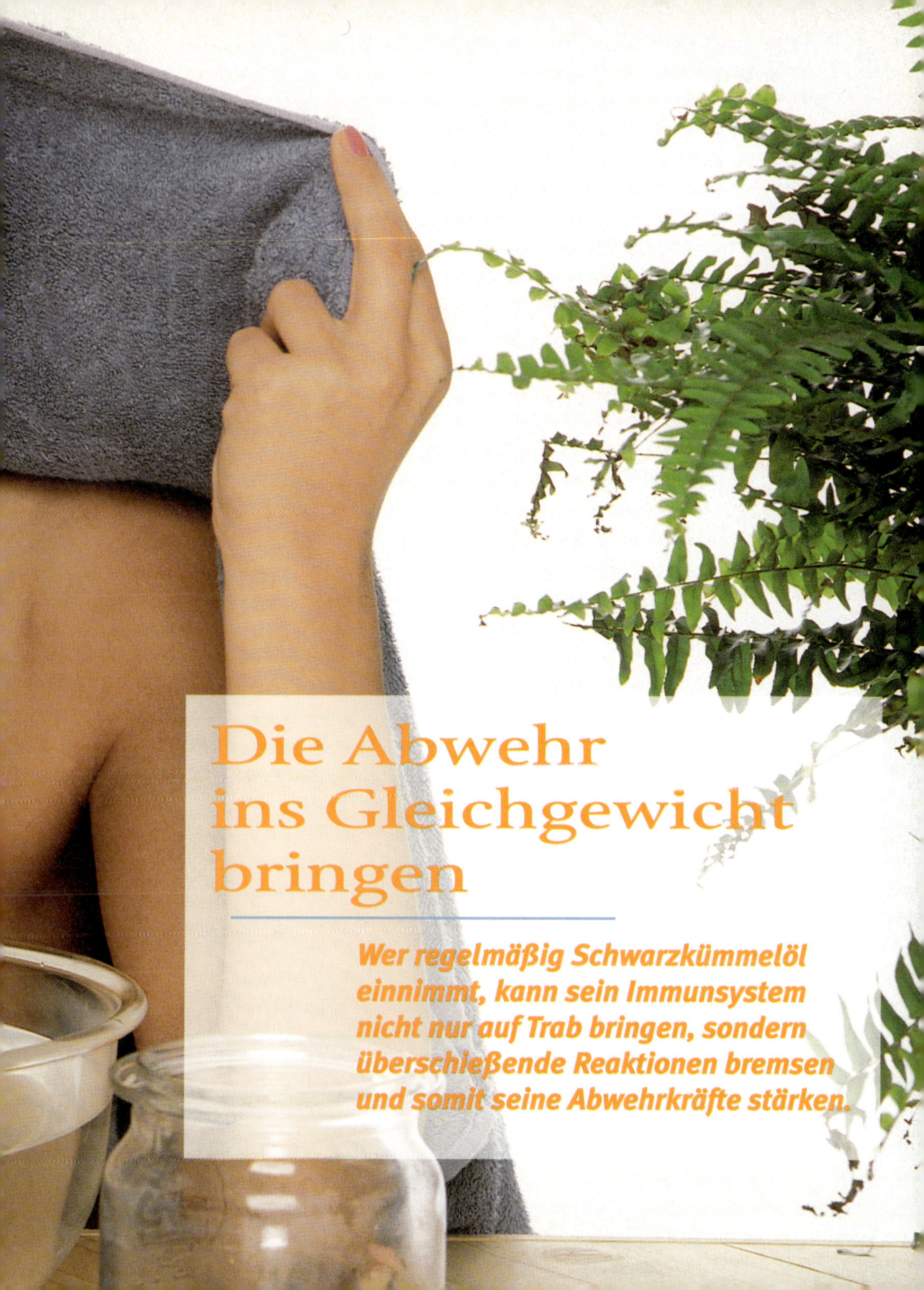

Die Abwehr ins Gleichgewicht bringen

Wer regelmäßig Schwarzkümmelöl einnimmt, kann sein Immunsystem nicht nur auf Trab bringen, sondern überschießende Reaktionen bremsen und somit seine Abwehrkräfte stärken.

Heilstoffe, die wirken

Schwarzkümmel wird seit Jahrtausenden nicht nur als Gewürz und als Pflegemittel für Haut, Haare, Nägel, sondern auch als Heilpflanze verwendet. Die Zielrichtung seiner heilenden Verwendung war offensichtlich die Steigerung der körpereigenen Abwehr. Heute weiß man, daß Schwarzkümmel verschiedene Wirkstoffe enthält, die das Immunsystem harmonisieren, es wieder in ein Gleichgewicht bringen. Die heilende Wirkung geht dabei mit großer Wahrscheinlichkeit von den mehrfach ungesättigten Fettsäuren aus, die reichlich im Schwarzkümmelöl vorkommen. Deshalb wollen wir Ihnen im folgenden Kapitel zeigen, welche Inhaltsstoffe im Schwarzkümmel wirken und an welchen Stellen sie ihre heilende Wirkung entfalten.

Die Inhaltsstoffe des Schwarzkümmels unterstützen den Organismus bei vielen Funktionen.

Die Rolle der Nahrungsfette

Mehrfach ungesättigte Fettsäuren sind für viele Stoffwechselvorgänge unbedingt notwendig. Da der Körper sie selbst nicht herstellen kann, müssen sie über die Nahrung zugeführt werden.

Nahrungsfette sind in Verruf geraten – teilweise zu Unrecht. Sie sind wesentlicher Bestandteil unserer Ernährung, und wir decken mit ihnen in Form von sichtbaren und versteckten Fetten in der Regel 25 bis 30 Prozent unseres Energiebedarfs. Gerade deswegen ist für eine gesunde Ernährung wichtig, auf die richtige Zusammenstellung der Fette zu achten.

Essentielle Fettsäuren

Die essentiellen Fettsäuren sind ungesättigte Fettsäuren, die vom Körper selbst nicht gebildet werden können und daher mit der Nahrung in ausreichender Menge aufgenommen werden müssen. Die bekannteste und eine der wichtigsten essentiellen Fettsäuren ist die Linolsäure, die mit über 50 Prozent zu den häufigsten Bestandteilen des Schwarzkümmelöls gehört. Auch die Deutsche Gesellschaft für Ernährung (DGE) hat die Bedeutung dieser essentiellen Fettsäuren schon lange erkannt und empfiehlt, täglich mindestens 3,5 g an essentiellen Fettsäuren, wie z. B. Linoläure, aufzunehmen.

Fette und Öle

- Fette und Öle unterscheiden sich durch ihren Zustand: die einen sind fest, streichfähig, gesättigt und meist tierischer Herkunft (Ausnahme: Kokosfett), während die anderen flüssig, ungesättigt und meist pflanzlicher Herkunft sind.
- Fette bestehen aus sogenannten Fettsäuren, die chemisch in gesättigte und in ungesättigte unterschieden werden. Dabei ist für unsere Ernährung bedeutsam, insgesamt die aufgenomme Fettmenge zu verringern und eher Fette pflanzlicher Herkunft, also mit ungesättigten Fettsäuren, zu uns zu nehmen, als tierische Fette mit gesättigten Fettsäuren.
- Eine Ausnahme von dieser Regel sind die Fische, die häufig sogar mehrfach ungesättigte Fettsäuren enthalten.

Wichtig

Fehlen die essentiellen Fettsäuren in der Nahrung, kann das bei Heranwachsenden zu Wachstumsstillstand, Hautentzündungen und Nierenschäden führen. Außerdem kann bei Erwachsenen die Fortpflanzung beeinträchtigt werden. Ferner können die rein fettlöslichen Vitamine A, D und E erst durch die Aufnahme von Fett dem Körper zur Verfügung gestellt werden.

Nur ein kleiner Teil des Cholesterins wird aus cholesterinreichen Nahrungsmitteln (Eier, Milchprodukte) entzogen.

Die Rolle des Cholesterins

Cholesterin ist im menschlichen Organismus eine Schlüsselsubstanz, die unser Körper dringend benötigt. Auch Cholesterin zählt zu den Blutfetten, wobei den größten Teil unser Körper selbst herstellt – und zwar in fast all seinen Zellen, vor allem in der Leber. Die produzierte Menge reicht im Grunde aus, wobei die Eigenherstel-

Wie unser Körper Fett verdaut

Unsere gesamte Verdauung – vom Mund bis zum Dickdarm – hat die Aufgabe, die zugeführte Nahrung in möglichst kleine und einfach aufzunehmende Bestandteile zu zerlegen. Durch diesen Vorgang kann die Nahrung dann aus dem Darm in die Blutbahn oder Lymphgefäße aufgenommen werden und steht dem Körper für Aufbauvorgänge oder Energiegewinnung zur Verfügung.

Da Fette nicht wasserlöslich sind, müssen sie zunächst einmal in eine wasserlösliche Form gebracht werden. Dies geschieht durch das wäßrige Milieu im Darm unter Zugabe von Enzymen, Gallensalzen und Lecithin. Dieser biochemische Mix zerlegt die Fette in kleine Tröpfchen, die dann von den entsprechenden Enzymen (Lipasen) in die Fettsäuren, Monoglyceride und Diglyceride, aufgespaltet werden können.

Auf einem weiteren Transportweg gelangen diese Stoffe zu 80 Prozent über Lymphkanäle der Darmzotten ins lymphatische System. Von dort aus werden die Fettsäuren in die Blutbahn geschleust. Im Gegensatz zur Kohlenhydratverdauung beginnt die Fettverdauung erst im Magen, da der menschliche Speichel keine fettspaltenden Enzyme enthält.

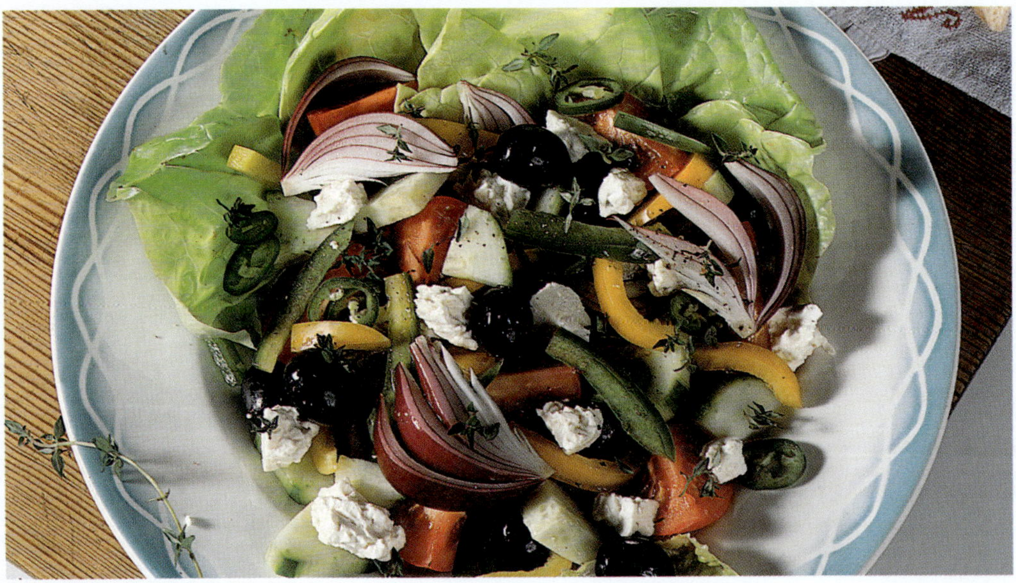

lung von Cholesterin sich entsprechend der Zufuhr durch die Nahrung anpaßt. Je mehr Cholesterin wir also zu uns nehmen, desto weniger wird im Körper selbst produziert. Bei z. B. rein vegetarischer Ernährungsweise wird dem Körper kein Cholesterin mehr zugeführt, denn es findet sich hauptsächlich in tierischen Fetten. Trotzdem leiden wir bei einer solchen Ernährungsweise keinen Cholesterinmangel.

Der Fettkörper Cholesterin wird nun im Organismus auf zwei verschiedene Arten transportiert, wozu zwei verschiedene Eiweiße zur Verfügung stehen. Diese Verbindungen von Cholesterin zu anderen Fetten und zu Eiweiß heißen Lipoproteine. Dabei wird das Cholesterin zu 70 Prozent in LDL-Molekülen transportiert (LDL = Low Densitiy Lipoprotein) und zu etwa 25 Prozent in Lipoproteinen hoher Dichte (HDL = Higt Density Lipoprotein). Die restlichen fünf Prozent sind im Alltag zu vernachlässigen.

Ein hoher LDL-Cholesterinspiegel begünstigt bei manchen Menschen die Entstehung von Arteriosklerose und ihren Folgeerkrankungen wie Herzinfarkt, Schlaganfall und Durchblutungsstörungen der Beine. Dieser Zusammenhang ist in vielen Untersuchungen nachgewiesen worden. Beim HDL-Cholesterin verhält es sich genau umgekehrt: Die Wahrscheinlichkeit, eine Arteriosklerose zu bekommen, steigt an, wenn der HDL-Cholesterinspiegel sinkt.

In welchen Fettsorten sind Säuren, die den Blutfettspiegel senken?

- *Als Ölsäure in fast allen pflanzlichen Fetten (außer in Kokosfett)*
- *Als Omega-3-Fettsäure in Makrele, Hering, Lachs, Forelle und Fischöllebertran*
- *Als Omega-6-Fettsäure in Pflanzenmargarine, Distel- bzw. Safloröl, Sonnenblumenöl, Maisöl und vielen anderen mehr.*

„Gutes und böses" Cholesterin

Der Arzt bildet aus den beiden Werten für LDL und HDL einen Quotienten, mit dessen Hilfe er das Arterioskleroserisiko abschätzen kann. Da in diese Berechnung allerdings noch weitere individuelle Risikofaktoren eingehen, läßt sich folgende Faustregel für die Grenzwerte ableiten:

- liegen keine weiteren Risikofaktoren vor: kleiner als 4
- liegen Risikofaktoren vor: kleiner als 3
- liegt bereits eine Arteriosklerose vor: kleiner als 2.

Merke

Ansteigende oder hohe LDL-Gehalte im Blut deuten auf einen mengenmäßig großen Verzehr tierischer Fette hin, während eine überwiegend pflanzliche Ernährung meist einen geringen LDL-Gehalt und einen hohen HDL-Gehalt im Blut zeigt.

Dieser sehr interessante Zusammenhang wurde erst in jüngerer Zeit weitgehend erforscht und zeigt, daß mehrfach ungesättigte Fettsäuren, hier besonders die im Schwarzkümmelöl bis zu 60 Prozent vorhandene Linolsäure, die Funktion unseres Immunsystems deutlich unterstützen. Doch auch hier gilt, wie bei allen aufgenommenen Substanzen, die Regel, daß weniger oft mehr bedeutet, da sich in den Untersuchungen schnell auch das Gegenteil herausstellte: sehr hohe Spiegel an mehrfach ungesättigten Fettsäuren können sich sogar negativ auf das Immunsystem auswirken. Unser Immunsystem kann also in Abhängigkeit von der Konzentration an zugeführten ungesättigten Fetten angeregt oder aber sogar empfindlich gestört werden.

Das Immunsystem

Im Jahre 1796 machte der englische Arzt Edward Jenner eine phänomenale Entdeckung: Menschen, die mit Kuhpocken in Kontakt gebracht worden waren, hatten durch eben diesen Kontakt gegen die berüchtigten schwarzen Pocken eine Immunität.

Die körpereigene Abwehr ist ein hochkomplexes System, das noch lange nicht völlig erforscht ist.

Dabei war das Prinzip den Ärzten schon seit Jahrhunderten bekannt: Einmal durchlebte Infektionen bieten meist Schutz gegen erneute gleichartige Infektionen, denn der Organismus entwickelt nach dem ersten Kontakt sogenannte Antikörper gegen den Krankheitserreger. Diese Antikörper reagieren dann beim Auftauchen des Krankheitserregers sofort, und unser Immunsystem macht sich über die Eindringlinge her. Den meisten unserer heutigen Schutz-

Fette und Immunsystem

Wofür benötigen wir die mehrfach ungesättigten Fettsäuren?

- Sie sind für unsere Immunabwehr so wichtig, weil sie dem Organismus als Baustein für die Bildung von Prostaglandinen dienen. Dies sind hormonartige Stoffe, die für ein stabiles Immunsystem unentbehrlich sind. Sie dämpfen die Aktivität bestimmter Abwehrzellen und hemmen die Freisetzung von Botenstoffen, wie etwa das Histamin, das an allergischen Reaktionen beteiligt ist.
- Sie sind vor allem an der Zellteilung beteiligt, stabilisieren die Zellwände und wirken so schützend vor den schädigenden Freien Radikalen.
- Sie verändern den Quotienten LDL/HDL zugunsten des „guten" Cholesterins, bessern die Fließeigenschaften des Blutes und schützen so vor Thrombosen, mindern das Arteriosklerose-, das Herzinfarkt- und das Schlaganfallrisiko.
- Sie greifen in den Wachstumsprozeß der Körperzellen ein, beschleunigen ihn und helfen so, Wunden schneller zu schließen. Ferner sorgen sie für eine glattere Haut.

Ein hoher Cholesterinspiegel selbst bereitet keine Schmerzen und beeinträchtigt auch nicht das Allgemeinempfinden. Erst wenn bereits eine Arteriosklerose ausgelöst wurde, merkt man an den Folgen wie Herzinfarkt oder Schlaganfall, daß man ein Problem damit hat.

impfungen gegen Grippe, Mumps, Masern, Röteln und viele andere Erkrankungen liegt jene bahnbrechende Entdeckung Edward Jenners zugrunde. Die Menschen werden dabei mit ungefährlichen Teilen des jeweiligen Virus so infiziert, daß sich zwar Antikörper bilden, die Krankheit selbst sich aber nicht ausprägen kann. Bei einem folgenden Kontakt mit dem Erregervirus besteht dann Immunität.

Gestaffelte Antworten

Die Immunologie ist eine sehr komplexe Wissenschaft, bei der bis heute vieles noch im dunkeln liegt. Alle Versuche, die vielschichtigen Abläufe der Immunantworten im Körper verständlich darzustellen, müssen daher zwangsläufig zu einer Vereinfachung führen.

Das Immunsystem des Menschen ist zu verstehen wie eine hintereinander geschaltete Kette von Antworten auf einen äußeren Reiz. Die einfachste Form dieser Antwort läßt sich nahezu an allen Grenzflächen des Organismus wiederfinden, so an der äußeren Haut wie auch an den inneren Schleimhäuten. Damit wird eine Grenze zwischen Innen und Außen hergestellt. Entscheidend bei diesem Grenzverlauf ist hier die sogenannte Zellmembran, die eine Barriere zwischen dem Zellinneren und dem Zelläußeren bildet.

Mehrfach ungesättigte Fettsäuren, wie sie z. B. in Schwarzkümmelöl enthalten sind, dienen dem Organismus als Baustein für die Bildung von Prostaglandinen. Diese hormonartigen Stoffe greifen regulierend in das Immunsystem ein.

Spezifisches und unspezifisches Immunsystem

In der nächsten Antwortreihe stehen sogenannte Freßzellen (Phagozyten) parat, die je nach Organ und genauer Lage sehr unterschiedliche Formen annehmen können. Diese Zellen sind beweglich – eine Art mobiles Einsatzkommando. Sie sind in der Lage, Erreger im Körperinnern gezielt zu verfolgen und zunichte zu machen.

Diese Freßzellen werden durch eine Reihe weiterer Einrichtungen unterstützt. Zum einen durch ein ausgeweitetes System verschiedener Hilfsstoffe, die die Arbeit der immunkompetenten Zellen unterstützen. Zum anderen durch verschiedenste Enzyme, die die Bakterienwände sozusagen anverdauen und damit den Phagozyten bei der Beseitigung der Eindringlinge zur Seite stehen. Diese Freßzellen verfügen allerdings über keinerlei Gedächtnis, und das bedeutet, daß ein abgewehrter Eindringling nicht erkannt wird. Versucht er oder seine Artgenossen es noch einmal, dann beginnt die Immunantwort darauf jedesmal ganz von neuem. Diesen deutlichen Nachteil gleicht das sogenannte spezifische Immunsystem, die entwicklungsgeschichtlich jüngste Entwicklung unseres Abwehrsystems aus. Dieses spezifische Immunsystem verfügt tatsächlich über ein richtiges immunologisches Gedächtnis – eine Art riesiger Datenbank – ein enormer Vorteil gegenüber den Eindringlingen. Auf diese Weise kann man sich die Entdeckung Jenners auch

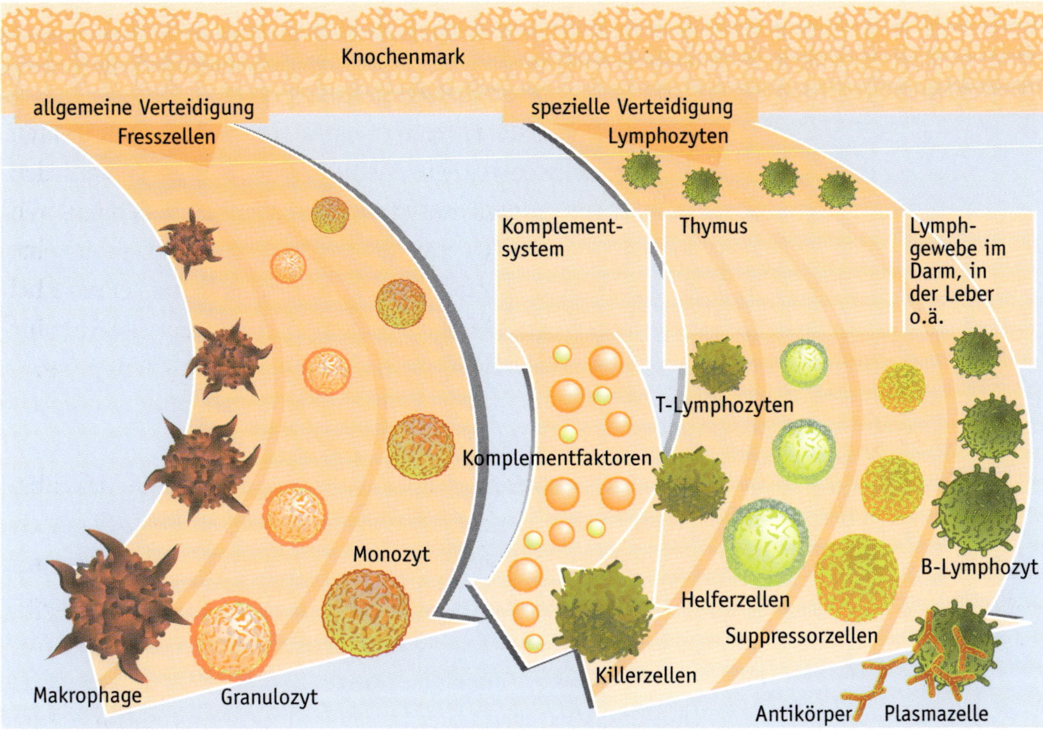

erklären: Die Berührung mit den Kuhpocken aktivierte das spezifische Immunsystem, und bei der nächsten Berührung mit den berüchtigten schwarzen Pocken, bestand für die Milchmägde keine Gefahr mehr, zu erkranken. Das Immunsystem konnte rasch und wirksam reagieren.

Um seine Feinde abzuwehren, steht dem Körper eine riesige Zahl hochspezialisierter Zellen, Antikörper, Komplementfaktoren und Botenstoffe zur Verfügung.

Dieses Gedächtnis besteht aus Immunzellen, die sich überwiegend aus Lymphozyten und zu einem kleineren Teil aus Plasmazellen zusammensetzen und in viele Familien gegliedert sind. Jedes dieser „Familienmitglieder" mit jeweils etwa 10.000 Zellen ist auf ein definiertes Antigen ausgerichtet. Das heißt: Jedes Familienmitglied hat sich auf einen bestimmten Erregertyp spezialisiert. Die so spezialisierten Zellen werden als T- und B-Lymphozyten bezeichnet und gehören, formal gesehen, zur großen Familie der weißen Blutkörperchen.

Die T-Lymphozyten sind beispielsweise in der Lage, direkt auf einen Krankheitserreger, beispielsweise auf eingedrungene Bakterien (von den Immunologen allgemein als Antigene bezeichnet) einzuwirken und sie zu zerstören. Sie sind mobil und können sich auf ihren Gegner zubewegen. Die B-Lymphozyten dagegen sind ortsständig, können deshalb die Eindringlinge nicht verfolgen, sind aber dennoch in der Lage, ihm zuzusetzen, indem sie nämlich Antikörper produzieren und in die Blutbahn entlassen. Diese Antikörper verteilen sich dann mit dem Blutstrom auf den gesamten Organismus.

Unser immunologisches Gedächtnis

Von entscheidender Bedeutung in diesem Teil unseres Abwehrsystems ist dessen Merkfähigkeit, also unser immunologisches Gedächtnis. Zuständig hierfür sind die sogenannten Memory-Cells. Sie sind sehr langlebig, so daß die Erinnerung an ein Antigen oder an einen Bakterientyp über viele Jahre, wenn nicht Jahrzehnte, erhalten bleibt. Dies ist, auch nach langer Zeit, bei erneutem Kontakt mit Krankheitserregern wichtig, weil so die Immunabwehr sehr schnell reagieren kann, da die Erinnerung noch vorhanden ist. Daher bleiben wir z. B. nach Impfungen für eine gewisse Zeit gegen den Krankheitserreger immun, müssen aber nach einigen Jahren Auffrischungsimpfungen vornehmen.

Bei den allergischen Reaktionen sind die Prostaglandine von großer Bedeutung. Sie stabilisieren übersteigerte T-Zell-Funktionen und unterdrücken überhöhte Immunreaktionen der B-Zellen.

Alle Einrichtungen der Immunabwehr sind in der Lage miteinander zusammenzuarbeiten und sich gegenseitig zu unterstützen. Dies geschieht durch die Vermittlung von Signalen von Zelle zu Zelle, die mittels weiterer Hilfsstoffe, sogenannter Polypeptide, ablaufen. Diese Polypeptide sind Vorstufen von Eiweißkörpern und werden in der Immunologie als Zytokine bezeichnet. Von ihnen konnten inzwischen mehrere identifiziert werden.

Natürlich ist das gesamte System noch wesentlich komplizierter aufgebaut und funktioniert in einer dicht gestaffelten, aufeinander abgestimmten Abwehrformation. Diese hier zu beschreiben, würde jedoch zu weit führen und den Rahmen unseres Buches sprengen.

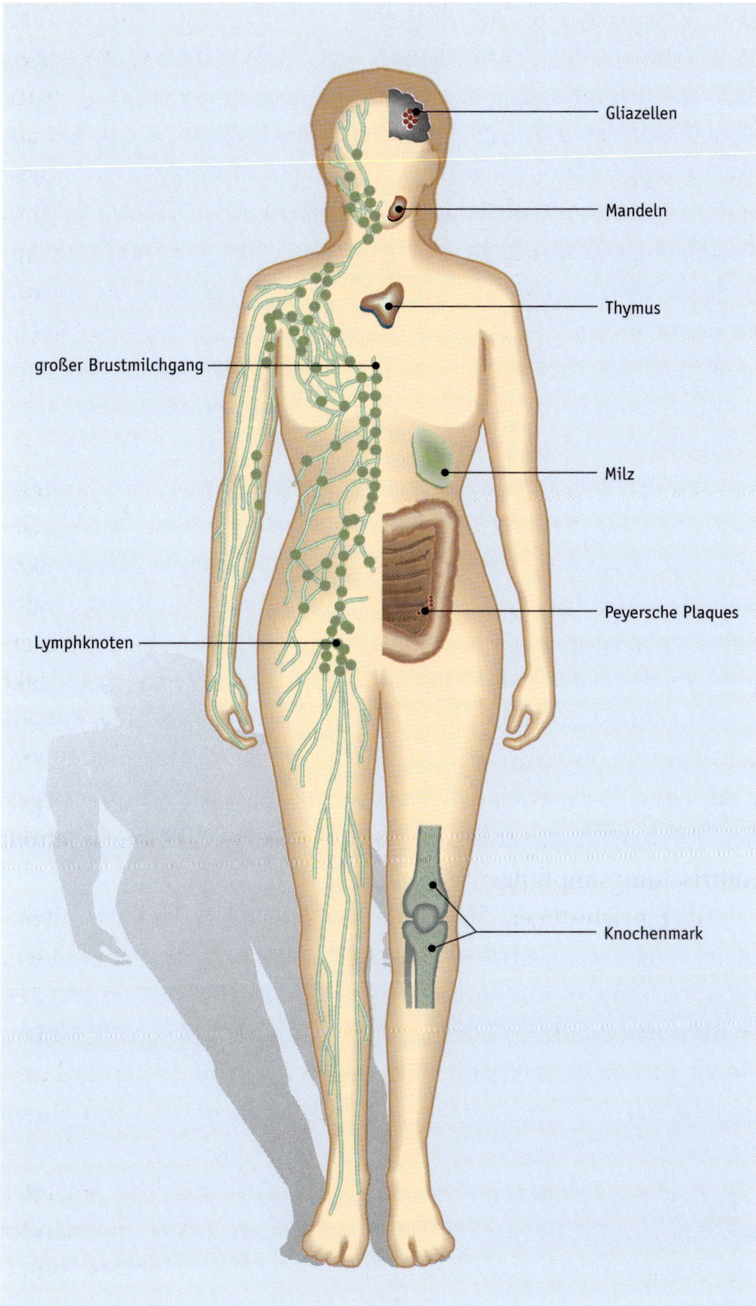

Das Immunsystem des Menschen besteht aus Lymphgefäßen, Lymphknoten und lymphatischen Geweben wie Knochenmark, Milz und Mandeln.

Wer steuert das Immunsystem?

Für ein funtionierendes Immunsystem spielt eine gesunde Psyche eine große Rolle. Unter Streß geht die Zahl der Abwehrzellen deutlich zurück. Schwarzkümmelöl wirkt diesem Effekt entgegen.

Es ist noch gar nicht so lange her, daß Wissenschaftler und Ärzte fest davon überzeugt waren, daß das Immunsystem sich selbst steuere. Mittlerweile liegen gesicherte Erkenntnisse vor, daß es ein Wechselspiel gibt: Das Nervensystem hat Einfluß auf das Immunsystem – und umgekehrt das Immunsystem auf das Zentralnervensystem und auf die Psyche. Ein neues medizinisches Forschungsgebiet, die Psychoneuroimmunologie, beschäftigt sich mit diesem Phänomen.

Wissenschaftler haben herausgefunden, daß sich in den sogenannten lymphatischen Organen wie den Lymphgefäßen, den Lymphknoten, dem Knochenmark, der Milz, den Mandeln u.a. sensible Nervenfasern befinden. Sie leiten Informationen an das Gehirn weiter. Neueste Untersuchungen an Gewebeschnitten zeigen, daß solche sensiblen Nervenfasern im Thymus (Brustdrüse) und in den Lymphknoten direkten Kontakt mit den Immunzellen aufnehmen können. Sie enthalten nämlich Signalstoffe, die aktivierend auf die Zellen des Immunsystems wirken.

Die Inhaltsstoffe des Schwarzkümmels können zwar nicht vor Streß schützen, aber das Immunsystem stärken.

Tritt eine Entzündung auf, wachsen die sensiblen Fasern anscheinend in die entzündeten Bereiche hinein und vermehren sich dort sogar. Wahrscheinlich, so vermutet man, kurbeln diese Nervenfasern die Immunreaktion an und sorgen dafür, daß das entzündete Gewebe schneller heilt. Einerseits nehmen also die Immunzellen Informationen auf, die ihnen das Gehirn sendet, andererseits verschicken die sensiblen Nervenzellen aber auch Botschaften von den Immunzellen an das Gehirn. So können sie zum Beispiel eine Schmerzlinderung an das Gehirn signalisieren und dadurch die Psyche befreiend entlasten.

Körper und Seele – eine Einheit

Diese neuen Erkenntnisse zeigen, daß Körper und Immunsystem nicht völlig unabhängig voneinander arbeiten und daß unsere Psyche bzw. unser Seelenzustand in dieses System mit einbezogen werden muß: Er kann die Immunabwehr schwächen, kann sie aber ebensogut auch stärken. Die seelische Verfassung eines Menschen wirkt also auch auf die Funktionsfähigkeit des Immunsystems, hat somit Einfluß auf seine Empfänglichkeit für Krankheiten.

Schon seit längerem wissen wir, daß starke und andauernde psychische Belastungen, beispielsweise durch den Verlust eines lieben Menschen oder Partners, die Abwehrlage gegenüber Erkrankungen, wie beispielsweise den rheumatischen Erkrankungen, verschlechtert. Wissenschaftliche Beobachtungen in Kalifornien zeigten, daß bei depressiv gestimmten Menschen die bekannten NK-Zellen (natural killer cells) weniger effektiv funktionieren und die Zahl der T-Helferzellen abnimmt. Systematische Untersuchungen im Rahmen des jungen Fachgebietes Psychoneuroimmunologie haben eine alte Weisheit auf neue wissenschaftliche Beine gestellt: Streß kann das Immunsystem schwächen und damit den Körper anfälliger für Krankheiten aller Art machen.

Viele schädliche Einflüsse auf unser Immunsystem lassen sich verhindern, wenn wir unser Verhalten und unsere Einstellung den Dingen gegenüber ändern. Schwarzkümmel hilft als natürliches Heilmittel dabei, das Immunsystem zu schützen.

Autoimmunerkrankung – was ist das?

Beim Thema Autoimmunität geht es um eine Situation, in der sich vererbte Störungen mit ungünstigen Umweltfaktoren verbinden. Dadurch kann die Selbstkontrolle des Immunsystems zusammenbrechen und schwere Krankheiten wie Diabetes, rheumatoide Arthritis, Colitis ulzerosa oder auch Multiple Sklerose verursachen.

Das Problem mit „Selbst“ und „Fremd“

Wir wissen, daß die im Immunsystem agierenden Lymphozyten individuell auf ein einziges Antigen ansprechen, allerdings gibt es im menschlichen Körper ebensoviele Lymphozyten, die eigenes Körpergewebe erkennen, wie es Lymphozyten gibt, die Körperfremdes erkennen. Das bedeutet: Millionen von Zellen könnten, wenn Sie ihren Neigungen freien Lauf lassen würden, den eigenen Körper als „fremd“ einstufen und ihn angreifen.

Fehlen der Abwehr die Unterdrückerzellen, fällt die Immunreaktion zu stark aus. Entzündungen sind die Folge.

Damit dies nicht geschieht, muß es eine übergeordnete Instanz geben, die den Zellen eine Art Selbstkontrolle über ihre autoaggressiven Neigungen verordnet, und sie zur Passivität zwingt. Die T-Zellen müssen also unsere Anwesenheit von selbst tolerieren, und zwar sowohl aktiv wie auch passiv. Diese Botschaft zur Toleranz wird den T-Zellen als genetischer Befehl in der fetalen Entwicklung bis zur 18. Woche mitgegeben. Die Zellen werden in dieser Zeit angewiesen, alles, was sie erkennen, als „selbst“ zu bezeichnen und es gefälligst in Ruhe zu lassen. Gegenüber dem „Selbst“ soll also eine Toleranz entwickelt werden, die dann bis an unser Lebensende in den T-Zellen wirksam ist. Diese Toleranz muß in irgendeiner Weise nach der Geburt über die ersten Lebensjahre an die vielen sich neu bildenden T-Zellen weitervermittelt werden, aber wie dies geschieht, ist bislang immunologisches Neuland.

Negative Einflüsse auf das Immunsystem:

- *Drogenkonsum aller Art: Nikotin, Alkohol, Arzneimittel usw.*
- *Eine Vielzahl an Umweltgiften wie Blei, Cadmium und Benzol.*
- *Psychische Belastungen und Streß aller Art.*
- *Ernährungsfehler, die zu Vitamin- und Mineralstoffmangel führen.*
- *Chronische Entzündungen.*

Die selbstzerstörerische Botschaft

Eine solche immunologische Kontrolle von Toleranz muß das ganze Leben über in sehr verschiedenen Lebensabschnitten einwandfrei funktionieren. Gibt es irgendwo in diesem System genetische Schwachstellen, kann die Toleranz gegenüber dem „Selbst“ an einer Stelle zusammenbrechen, und autoaggressive Tendenzen der T-Zellen treten hervor. Kommen dann noch entsprechende Umwelteinflüsse wie Streß, Drogen, bestimmte Medikamente oder auch Virusinfektionen hinzu, ist das Ergebnis eine Interaktion von mangelhafter Erbinformation und schädigenden Umwelteinflüssen. Dann können so unterschiedliche Autoimmunkrankheiten wie Arthritis, Schuppenflechte, Diabetes mellitus, Morbus Crohn oder Multiple Sklerose auftreten.

Die Entstehung der Krankheit verläuft dabei immer nach demselben Muster: Ein ganz bestimmtes Gewebe wird bewußt von körpereigenen T-Zellen angegriffen. Bei der rheumatoiden Arthritis beispielsweise werden von Lymphozyten Antikörper gegen eigene Gewebe gebildet, in diesem Falle gegen abgestorbene und entfernte Zellen aus den Gelenken. Solch ein Abfalltransport ist tägliche Routine im Körper, und die Freßzellen werden normalerweise spielend mit den abgestorbenen Zellen fertig. Durch die Antikörper entstehen aber große Komplexe, die nicht mehr aus den Gelenken abtransportiert werden können. Sie entzünden sich und rufen z. B. die spezifischen Symptome der rheumatoiden Arthritis hervor.

Die Antwort der Medizin auf derart fehlgeleitete autoaggressive Zellen sind Medikamente, die entzündungshemmend bzw. immunsuppressiv wirken, das heißt die Immunantwort schwächen. Zunächst kommen dafür Substanzen wie die Acetylsalicylsäure (ASS) in Frage, aber auch die Corticoide (Cortison) haben eine solche immunsuppressive Wirkung, leider mit entsprechenden Nebenwirkungen.

Hier schließt sich der Kreis, wenn wir nun verstehen, daß auch die mehrfach ungesättigten Fettsäuren des Schwarzkümmelöls dämpfend auf die Abwehrzellen wirken und eine überschießende Reaktion des Immunsystems harmonisieren können. Dies geschieht über die Arachidonsäure, ein wichtiger Bestandteil des Schwarzkümmelöls. Aus ihr werden Prostaglandine gebildet, die einen heilenden Einfluß sowohl auf entzündliche als auch auf immunologische Prozesse haben. Diese Wirkungen sind in vielen Studien als therapeutische Begleiter bei Autoimmunerkrankungen hervorgehoben worden. Dabei deckt bereits die Einnahme von einem Gramm Schwarzkümmelöl den täglichen Bedarf an mehrfach ungesättigten Fettsäuren bestmöglichst ab.

Wirkungen des Schwarzkümmels:

- *harntreibend, blähungshemmend, entspannend und entkrampfend (z.B. bei Asthma)*
- *gegen Bakterien, Viren und Pilzbefall*
- *schleimlösend und gefäßerweiternd*
- *schmerzlindernd und wundheildend*
- *blutdrucksenkend und stimmungsaufhellend*
- *harmonisierend auf das Immunsystem*

Wichtig

Insgesamt sollten man weniger Fett und weniger gesättigte Fettsäuren zu sich nehmen. Achten Sie darauf, daß ausreichend Nahrungsmittel mit weniger gesättigten Fettsäuren auf Ihrem täglichen Speiseplan stehen, und verwenden Sie vor allem Oliven-, Distel- und Sonnenblumenöl. So deckt bereits die tägliche Einnahme von einem Gramm Schwarzkümmelöl (Schwarzkümmelölkapseln) Ihren Bedarf an mehrfach ungesättigten Fettsäuren ab.

Bei vielen Autoimmunerkrankungen kann Schwarzkümmel harmonisierend eingreifen.

Ätherische Öle

Ein weitere wichtige Gruppe an Inhaltsstoffen im Schwarzkümmel sind ätherische Öle. Sie verleihen vielen Pflanzen ihren unverwechselbaren Duft, z. B. einer Rose oder den meisten Gewürzen.

Ätherische Öle im Schwarzkümmel haben, je nach Zusammensetzung, eine breitgefächerte Wirkung.

Bestimmte Düfte einzuatmen kann uns in einen Sinnesrausch versetzen, oder es kann uns unvermittelt in die Kindheit entführen, sexuell betören oder auch einen positiven Einfluß auf unsere Psyche haben. Der Duft ätherischer Öle ist Balsam für Körper und Seele, in ihnen konzentriert sich die heilende und stärkende Kraft der Pflanzen. Schon im alten China atmete man ätherische Pflanzenöle ein, um eine positive Wirkung auf das vegetative Nervensystem – und damit auf Körper und Seele – zu erzielen. Sich mit guten Gerüchen zu umgeben ist ein wichtiger Bestandteil der menschlichen Kultur geworden. Ausdrücke wie „man kann jemanden nicht riechen" oder etwas „stinkt zum Himmel" zeigen, wie sehr Riechen in unserem Sprachschatz und Bewußtsein verankert ist. Der Geruchssinn ist beim Menschen schon von Geburt an viel stärker differenziert, als dies etwa beim Geschmackssinn der Fall ist.

Eine kleine Riechkunde

Unsere Welt ist voller Gerüche, und vor allem die vielen verschiedenen Wohlgerüche üben einen großen Zauber auf uns aus. Denn was wir riechen, beeinflußt direkt unser Gefühls-Zentrum im Gehirn und löst somit ohne Umwege über kognitive Bewertungen sofort Wohlbehagen oder Abscheu aus. Über die Jahrtausende hinweg haben die Menschen die Geheimnisse der Düfte erforscht und sich zu eigen gemacht, um sie in edlen Flakons und eigens kreierten Riechdosen zu bewahren und zu verwenden.

Die Evolution hat aus gutem Grund dafür gesorgt, daß der Mensch ein hervorragend ausgestattetes und vor allem hochempfindliches Riechorgan hat. Wie wichtig der Geruchssinn ist, zeigt sich schon daran, daß ein Säugling schon wenige Tage nach seiner

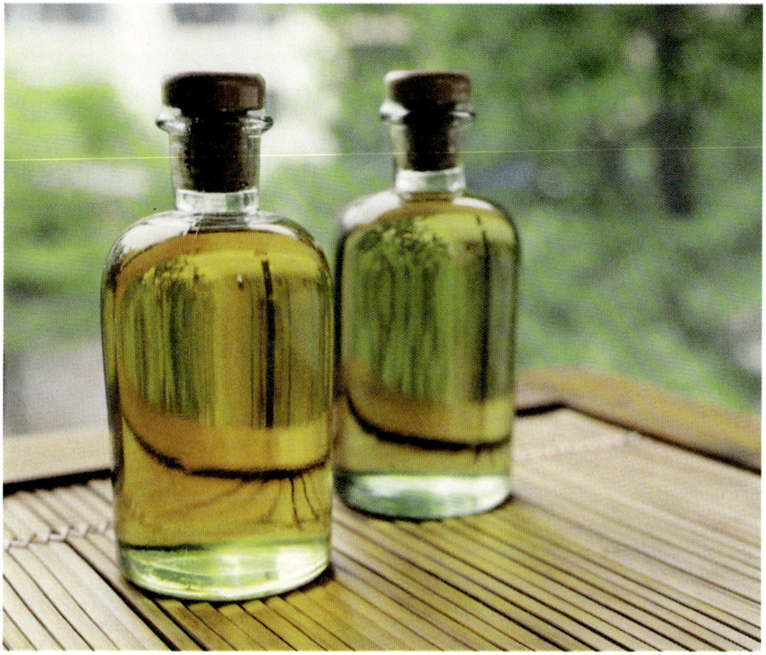

Seit Jahrtausenden ist der Mensch bemüht, den Pflanzen ihre duftenden Geheimnisse abzujagen und sie zu konservieren. Neben rein kosmetischen Zwecken haben die ätherischen Öle im Schwarzkümmel auch therapeutischen Nutzen.

Geburt die Mutter eindeutig am Geruch erkennt, auch wenn das Kind noch kaum sehen kann. Schon vor Hunderten von Millionen Jahren haben einfache Lebewesen mit einem rudimentären Geruchssinn Eßbares geortet, und auf einen vielversprechenden Duft hin wurde sofort ein Signal an den Körper gesandt, das den Befehl gab: Essen! Ein erfolgreiches Prinzip, das schließlich dazu führte, daß aus den ersten kleinen Riechgewebepartikeln ein hochkomplexes System im Gehirn wurde.

Rund 10 000 Gerüche können wir unterscheiden

Dringen die Duftmoleküle in die Nase, wird ein Impuls ausgelöst und direkt an das Gehirn weitergeleitet. Konkret heißt das, daß der Duft, also die Moleküle, über die Nase hinauf in eine aus Schleimgewebe bestehende Schicht gelangt und dort an die Rezeptoren von Millionen von Sinnesnerven andockt. Von dort wird die Information elektrisch über Nervenfasern an den Riechkolben und schließ-

Der intensive Geruch einer blühenden Frühlingswiese wird uns lange im Gedächtnis bleiben. Riechen wir diesen Duft später wieder, werden Emotionen und Erinnerungen wach.

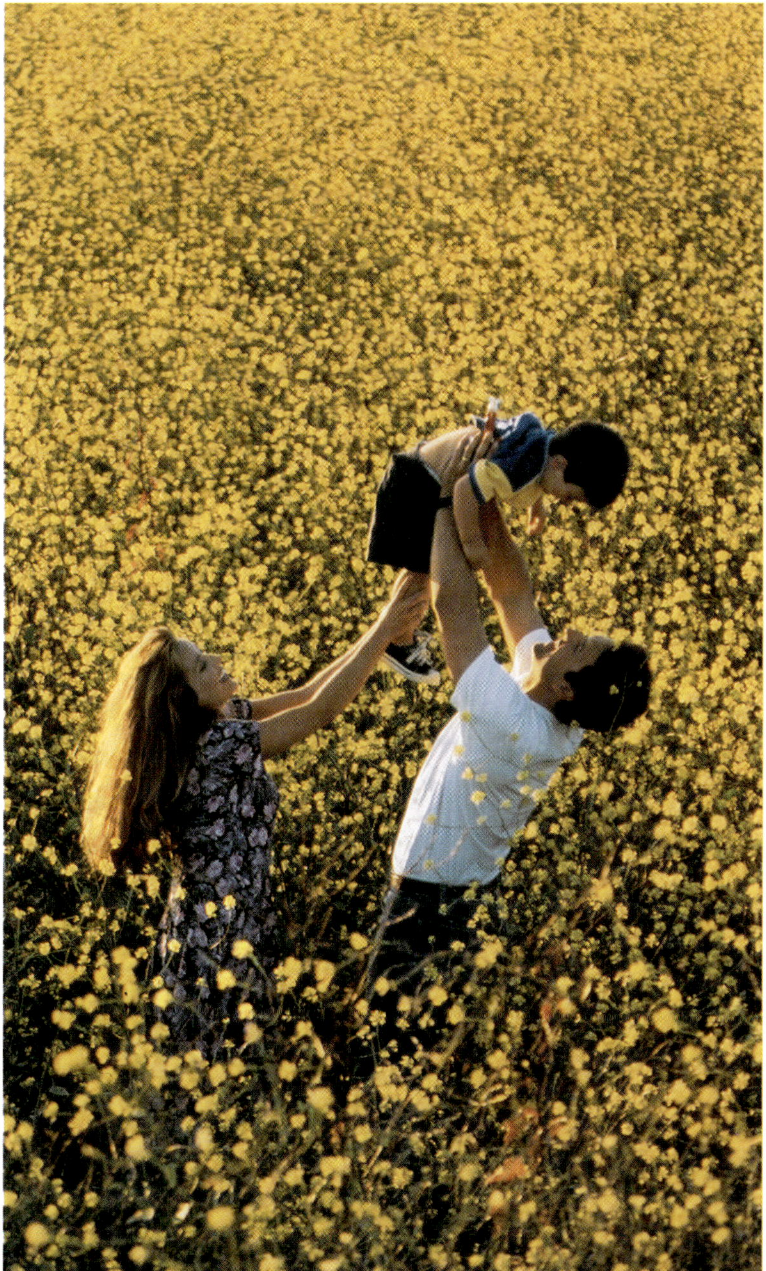

lich ohne Umwege über den Thalamus an das limbische System im Gehirn weitergeleitet. Dieser Teil des Gehirns ist entwicklungsgeschichtlich schon sehr alt, und es wird heute angenommen, daß hier unsere Emotionen und auch unsere Sexualität sitzen. Der Geruchssinn ist daher sehr tief in unserem Bewußtsein verankert und mit unserem Gedächtnis gekoppelt. Durch diese direkte Verschaltung von Geruchssinn und limbischem System wird deutlich, warum Gerüche immer noch eine sehr archaische Bewußtseinsschicht in uns ansprechen und leicht Emotionen aller Art in uns wecken können.

Immerhin besitzt jede Nasenhälfte rund 10 Millionen Riechnervenzellen, die über die Flimmerhärchen stets in Kontakt mit der Außenwelt stehen. In den Rezeptoren wird diese biochemische Geruchswahrnehmung dann in elektrische Information übersetzt, und, im Gegensatz zu anderen Sinnesinformationen, direkt, sozusagen per Standleitung ins limbische System weitergeleitet und auch abgespeichert, so daß sie auf Jahre hinweg abgerufen werden kann. Dieses limbische System spielt bei der Entstehung von Gefühlen eine entscheidende Rolle. Gerüche werden auch häufig mit Erinnerungen gemeinsam abgespeichert. Wir alle kennen es, wenn uns manchmal ein ganz bestimmter Geruch an eine besondere Situation erinnert. Wir haben auch als Erwachsene noch den spezifischen Geruch von Klassenzimmern und muffigen Turnhallen in der Nase – riechen wir ihn irgendwo, bringt er uns sofort wieder in die Kinderzeit zurück, verbunden mit den vielen guten oder schlechten Erinnerungen und Gefühlen, die wir damals erlebten. Durch diese enge Kopplung von Geruch und Erinnerung kann ein bestimmter Geruch Jahre zurückliegende Ereignisse wieder so aus unseren Gedächtnisschubladen holen, als ob wir es gerade eben erlebt hätten.

Ätherische Öle können auch als Heilmittel eingesetzt werden. Sie verfügen über eine antibakterielle und antiseptische Wirkung, z. B. zum Desinfizieren der Luft. Daher können sie auch eine Therapie mit Antibiotika ersetzen oder unterstützen.

Oft fehlen die Worte

Doch sollen wir beschreiben, was wir riechen, haben wir oft Mühe. Denn während die Vernetzung der Nervenzellen zwischen Nase und dem Riechzentrum im Gehirn sehr gut ausgebaut ist, gibt es nur wenige Verbindungen zwischen dem Riechorgan und der Region, die in unseren grauen Zellen für die Sprache zuständig ist. Deshalb können wir auch rund 10 000 verschiedene Gerüche unterscheiden, finden jedoch nur eine sehr begrenzte Anzahl von Worten, wenn wir sie beschreiben wollen. Meist retten wir uns in das Reich der Vergleiche oder Assoziationen: Etwas riecht nach Veilchen oder nach Erde oder nach Zitronenfrische.

Das Geheimnis dem Duft entreißen

Ätherische Öle im Schwarzkümmel

- *Alpha-Pinen*
- *Sabinen*
- *Myrcen*
- *Limonen*
- *Kampher*
- *Linalool*
- *Thymol*
- *Carvacol*
- *Thymohydrochinon*

und andere mehr.

Ätherische Öle werden in den Zellen der Pflanze gebildet und durch einen ganz speziellen Mechanismus in sogenannte Drüsenhaare oder Drüsenschuppen oder in sogenannte Ölbehälter an der Oberfläche der jeweiligen Pflanze transportiert. Sie kommen bei etwa 30 Prozent aller Pflanzen vor. Man vermutet, daß diese Öle vor allem Mikroorganismen sowie tierische Räuber abwehren und, auf der anderen Seite, bestäubende Insekten anziehen sollen.

Den Weg von der Ernte der Schwarzkümmelsamen bis zur Ölherstellung haben wir bereits beschrieben (siehe Seite 15). Aber der Weg von solchen Ölen zum reinen Duft ist allerdings noch weit, denn die ätherischen Öle werden nun aus den fetten Ölen durch hochprozentigen Alkohol extrahiert, und die Aromastoffe müssen fermentativ gespalten werden, um die einzelnen, oft weit über 100 verschiedenen, organischen Verbindungen freizusetzen. So wurden zum Beispiel im Lavendelöl bislang über 250 verschiedene Stoffe im ätherischen Öl festgestellt. Heute werden die flüchtige Öle meist mit Hilfe der Wasserdampfdestillation aus den Pflanzen gewonnen.

Schwarzkümmel zählt zu den Hahnenfußgewächsen und kann allergische Reaktionen hervorrufen.

Auf Grund ihrer sehr guten Fettlöslichkeit werden ätherische Öle bei Einnahme über den Magen-Darm-Trakt sehr schnell und gut aufgenommen, können aber auch, nach Auftragen auf die Haut, relativ schnell durch die Haut in die Blutbahn und andere Bahnen (Lymphe) gelangen. Bei empfindlichen Personen oder bei übertriebenen Dosierungen kann es dabei auch zu Hautreizungen und Ekzemen kommen.

So wirken ätherische Öle

Die regelmäßige Einnahme von Schwarzkümmelöl soll den Blutzuckerspiegel senken. Dabei könnten die ätherischen Öle eine wichtige Rolle spielen.

Einige ätherische Öle, wie zum Beispiel das Teebaumöl, aber auch die Schwarzkümmelöle, haben in geringer Konzentration auf Haut und Schleimhaut wundheilungsfördernde und entzündungshemmende Wirkung. In höheren Konzentrationen jedoch wirken die meisten ätherischen Öle sehr leicht entzündungserregend und irritativ auf die Haut. Diese Wirkung wird zum Beispiel in vielen Produkten mit Rosmarinöl, Lavendelöl, Lorbeeröl oder Wintergrünöl genutzt. In Form von Salben, Lösungen oder Bädern werden mit diesen Ölen rheumatische oder neuralgische Beschwerden (Nervenschmerzen) behandelt. Durch eine absichtlich herbeigeführte Hautreizung wird meist eine stärkere Durchblutung der behandelten Hautareale erreicht, ein Effekt, den man unter anderem auch zur Behandlung von Quetschungen, Hämatomen, Prellungen und Zerrungen nutzt. Bei Erkältungskrankheiten helfen die ätherischen Öle des Schwarzkümmels, Sekrete zu verflüssigen und damit Krankheitserreger rascher aus dem Körper zu entfernen.

In den meisten Gewürzen und auch im Schwarzkümmelöl entfalten die enthaltenen ätherischen Öle eine verdauungsfördernde Wirkung, vor allem für fette Speisen. Außerdem fördern sie auch die Bildung von Verdauungssekreten bei Appetitlosigkeit, Völlegefühl, Darmkoliken oder Blähungen. Einige Öle, wie z. B. im Hopfen, Baldrian, Melisse und Lavendel, wirken auch leicht beruhigend und sedierend auf den menschlichen Organismus.

Achtung

Generell sollten ätherische Öle oder Zubereitungen mit ätherischen Ölen wie auch Kampher bei Säuglingen und Kleinkindern keinesfalls im Bereich des Gesichts oder der Nase aufgetragen werden, da es bei ihnen auf Grund der fehlenden Hornhautbarriere sehr schnell zu Krämpfen kommen kann.

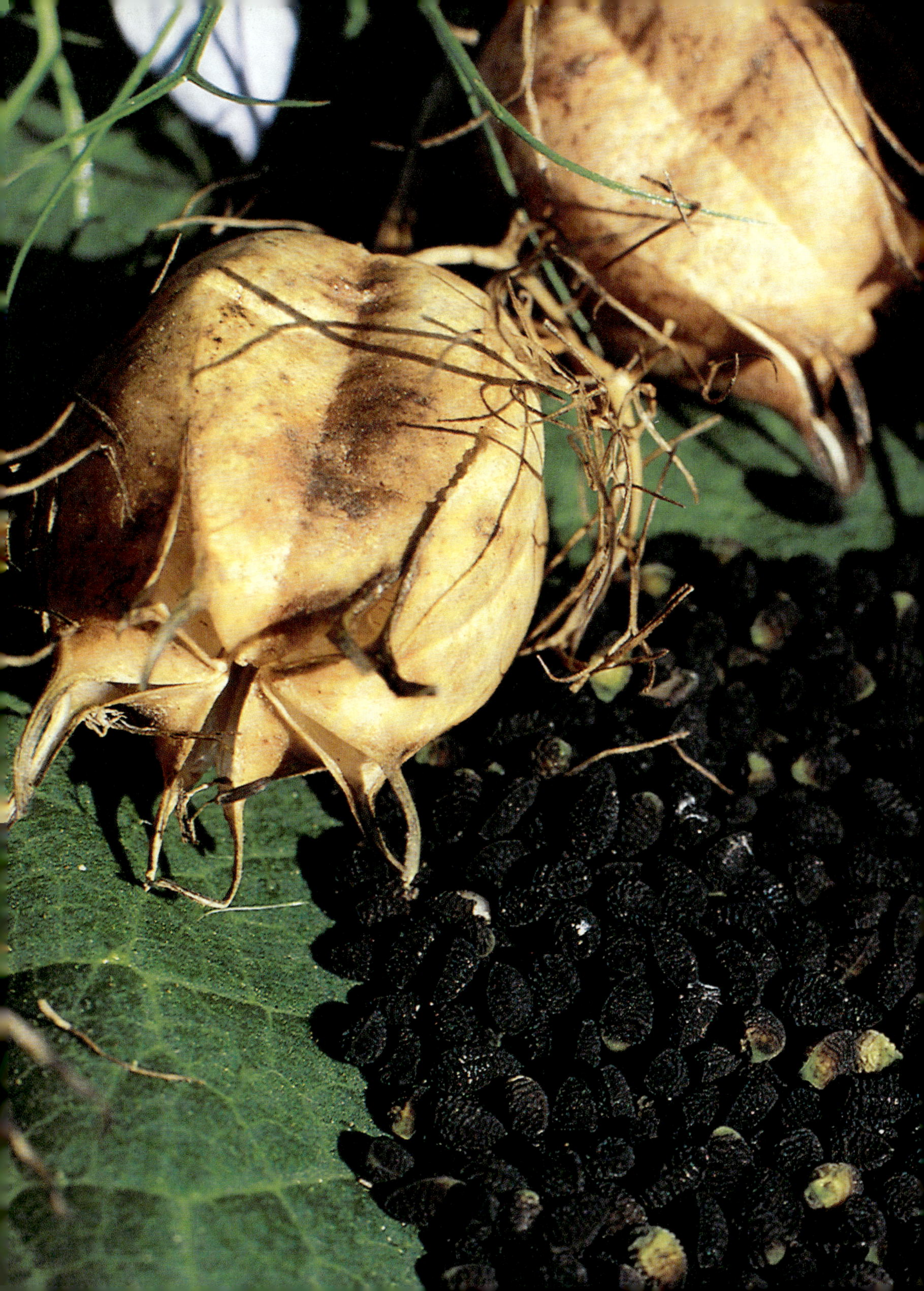

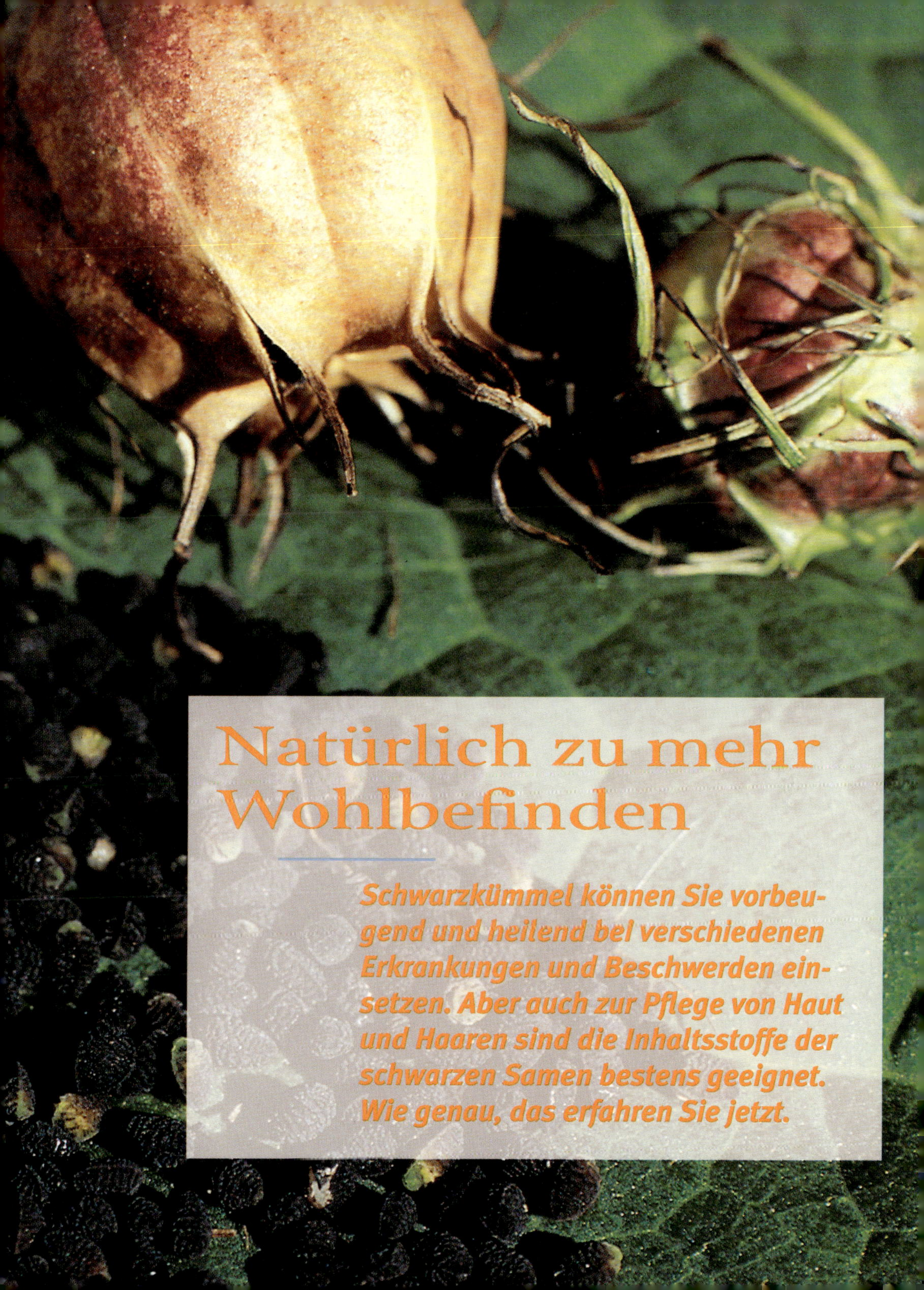

Natürlich zu mehr Wohlbefinden

Schwarzkümmel können Sie vorbeugend und heilend bei verschiedenen Erkrankungen und Beschwerden einsetzen. Aber auch zur Pflege von Haut und Haaren sind die Inhaltsstoffe der schwarzen Samen bestens geeignet. Wie genau, das erfahren Sie jetzt.

So helfen Sie sich selbst

Schwarzkümmel wird heute zur Behandlung einer ganzen Reihe an Erkrankungen eingesetzt. Hierzu zählen Allergien aller Art, Bauchschmerzen, Blähungen, Darmpilze, Erkältungen, Kopfläuse, Krebs, Atemwegserkrankungen, Asthma bronchiale, Entzündungen, hoher Blutdruck, Arterienverkalung und Akne. Sogar eine empfängnisverhütende Wirkung wird den schwarzen Samen nachgesagt. Im folgenden wollen wir Ihnen einen Überblick über die wichtigsten Anwendungsgebiete geben und Ihnen Rezepturen vorstellen, die helfen können.

Schwarzkümmel läßt sich ganz unkompliziert innerlich und äußerlich anwenden.

Die richtige Selbstbehandlung

Für viele Beschwerden bietet sich die Behandlung mit Schwarzkümmel an. Aus dem vorherigen Kapitel haben Sie bereits entnommen, daß sich die Samen der Pflanze sowohl innerlich als auch äußerlich anwenden lassen. Für die innere Anwendung können Sie dabei den zerriebenen oder frisch gestoßenen Samen ebenso benutzen wie das Öl oder die fertig portionierten Kapseln.

Daneben steht die äußerliche Behandlung Ihrer Beschwerden mit Hilfe der Samen sowie der ätherischen Öle aus dem Schwarzkümmel. Rezepte dazu finden Sie in unserem großen Rezeptteil ab Seite 70.

Auf die Dosis achten

Wenn Sie Schwarzümmel verwenden, dann sollten Sie zunächst auf die Qualität des Produktes achten. Am besten sind Schwarzkümmelprodukte ägyptischer Herkunft, deren gleichbleibende Qualität durch unabhängige Sachverständige regelmäßig geprüft wird. Für die Einnahme gilt folgende Regel:

- Eine Kapsel enthält im Durchschnitt 400 mg Öl, und das entspricht etwa einem halben Teelöffel offenen Schwarzkümmelöls. Allerdings gibt es auch Hersteller, deren Kapseln davon abwei-

Vorsicht bei der Selbstbehandlung

Pflanzliche Mittel sind, im Gegensatz zur weit verbreiteten Meinung, nicht immer harmlos. Auch wenn sich mit Schwarzkümmelöl eine ganze Reihe von Erkrankungen und Beschwerden gut behandeln läßt, so hängt die Wirkung der Samen und des Öls doch von der richtigen Dosierung ab.

- **So haben die Samen eine deutlich blutzuckersenkende Wirkung, und daher sollten Diabetiker von einer Selbstbehandlung mit Schwarzkümmel absehen. Falls Sie Diabetiker sind, sollten Sie Ihren Arzt fragen, damit Sie auf keinen Fall in eine Unterzuckerung geraten.**
- **„Viel hilft viel" ist oft die falsche Strategie. Steigern Sie also nicht die auch auf den Packungen oder Beipackzetteln angegebenen Mengen. Gehen Krankheiten oder Beschwerden nach einer gewissen Zeit nicht zurück, verschlimmern sich oder tritt Fieber auf, so sollten Sie unbedingt Ihren Arzt aufsuchen.**

Kaufen Sie die Schwarzkümmelprodukte in der Apotheke, im Reformhaus oder im Naturkostladen. Hier werden Sie auch beraten, welches Produkt für Sie am geeignetsten ist (Bezugsuellen siehe Seite 94).

chende Mengen enthalten. Dann sollten Sie die Dosierungen entsprechend anpassen.

- Für Kinder gibt es Kinderkapseln, die etwa die Häflte des Öl der Erwachsenenkapseln beinhalten. Eine Kapsel Kinderöl entspricht also 1/4 Teelöffel offenen Öles.

Die Inhaltsstoffe im Schwarzkümmelöl sind licht- und luftempfindlich. Daher sollten Sie die Öle in lichtgeschützten Fläschchen an einem kühlen und trockenen Ort aufbewahren. Zudem muß das Glas immer fest verschlossen sein, damit die ätherischen Öle nicht entweichen können.

Allergien

Allergien sind weit verbreitet, und die Zahl der Neuerkrankungen steigt gerade bei Kindern ständig an. Mindestens 20 Prozent der Bevölkerung der westlichen Industriestaaten sind allergiekrank.

Allergien sind weder Modekrankheiten noch Befindlichkeitsstörungen, sondern stellen eine ernsthafte Störung des gesamten körperlichen Abwehrsystems dar. Im Grunde handelt es sich um

Typische Allergene

Typische Allergene (eine Allergie auslösende Stoffe) sind:

- **Haare (Tier- und Menschenhaare), Federn, Schuppen und Exkremente (z. B. Hausstaubmilbe).**
- **Pflanzen wie Baumwolle, Getreidestaub, Kaffee, Holz Pilzsporen, Pollen, Latex, Enzyme.**
- **Chemische Stoffe wie Harze, Platin, Chrom, Vanadium, Nickel, Kobalt, Drogen, Antibiotika usw.**
- **Bakterien**
- **Medikamente.**
- **Tierische Eiweiße wie in Salzwasserfischen, Schalentieren, Kuhmilch, Innereinen u.a.**
- **Vegetabile Lebensmittel wie Nüsse und Samen, Gemüse, diverse Gewürze sowie Stein- und Kernobst.**
- **Intensive Sonnenbestrahlung und diverse Sonnencremes (Mallorca-Akne).**

Allergien sind in der westlichen Welt auf dem Vormarsch.

eine Fehlregulierung des Immunsystems, bei der es infolge einer Reaktion zwischen eigentlich unschädlichen Stoffen und den im Körper befindlichen Antikörpern oder sensibilisierten Zellen zu Krankheitserscheinungen (z. B. Entzündungen der Haut) kommt.

Eine in Deutschland durchgeführte Studie an Allergikern verspricht Hoffnung: Bei einer Mehrzahl der Patienten konnten die allergischen Symptome gedämpft werden und die überschießenden Immunreaktionen kamen unter Kontrolle.

Wie zeigt sich eine Allergie

Die allergische Reaktion auf einen bestimmten Stoff kann sehr verschiedene Beschwerden hervorrufen:

- wäßriger Fließschnupfen mit heftigen Niesattacken
- allergische Bindehautentzündungen
- allergisches Asthma
- juckende Hautauschläge, Schwellungen oder Rötungen (Neurodermitis)
- Reaktionen des Magen-Darm-Traktes (auf Nahrungsmittel)
- anaphylaktischer Schock (lebensbedrohlicher Zustand)

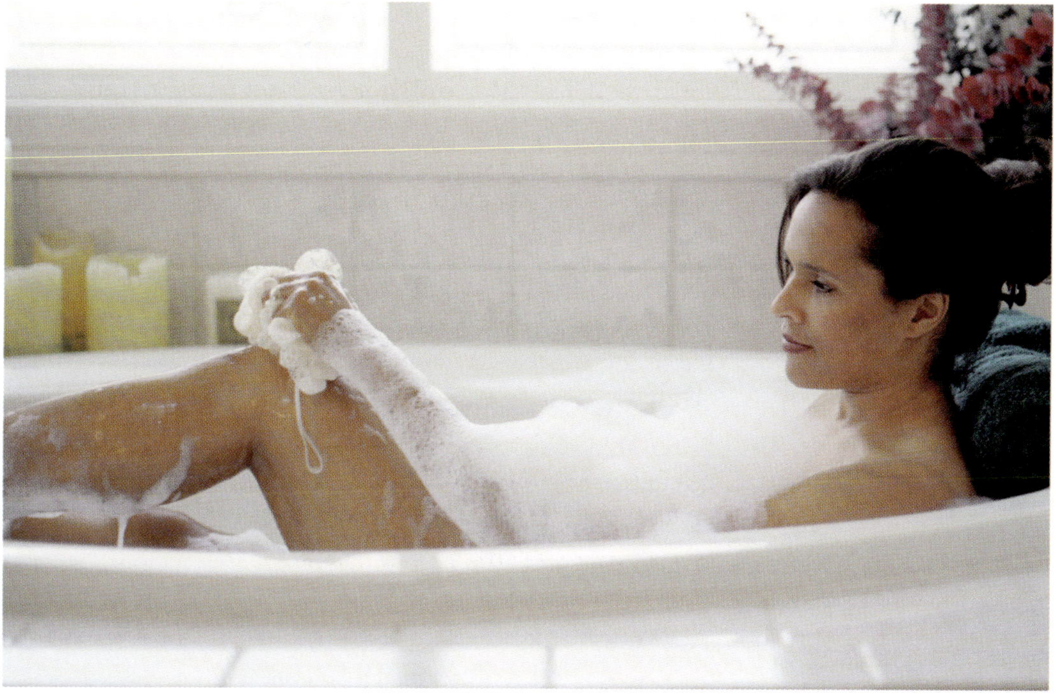

Wie hilft die Medizin

Meist bekämpfen die Ärzte zunächst die im Vordergrund stehenden Symptome und Beschwerden wie Juckreiz, Hautausschlag, Schwellung der Schleimhaut bzw. Atemnot bei Asthma. Dabei werden in der Regel sogenannte Antihistaminika verwendet, also Stoffe, welche die Ausschüttung des Botenstoffes Histamin verhindern und damit die Symptome bekämpfen. Da fast alle Antihistaminika auch eine beruhigende und zentral dämpfende Wirkung haben, ist ihre Anwendung in der ambulanten Therapie nach wie vor umstritten. Schwere Formen von Allergien, insbesondere von Schockzuständen, werden meist mit Antihistaminika kombiniert mit Glucocorticoiden (cortisonhaltige Stoffe) therapiert. Da diese Stoffe bei Dauergebrauch heftige Nebenwirkungen zeigen (Vollmondgesicht, Stammfettsucht, Diabetes usw.), ist hier der Leidensdruck der Patienten besonders hoch.

Die Einnahme von Schwarzkümmelöl kann für Allergiker eine Alternative zur Desensibilisierung sein.

Wie die Linolsäure Allergien verhindert

Bestimmte Fettsäuren (Gammalinolensäure, Arachidonsäure) sowie die in Schwarzkümmelöl reichlich vorhandene Linolsäure, müssen dem Körper als essentielle ungesättige Fettsäure täglich mit der Nahrung zugeführt werden. Da der Körper in der Lage ist, aus diesen essentiellen Fettsäuren wiederum die hormonählichen Prostaglandine herzustellen, kann folgender Wirkungsmechanismus vermutet werden:

- Durch die erhöhte Zufuhr des Ausgangsstoffes Linolsäure bildet der Körper vermehrt Prostaglandine, die stark entzündungshemmend wirken und die Freisetzung von jenen Botenstoffen (Histamine) verhindern, welche die allergischen Symptome (z. B. Juckreiz) dann auslösen.
- Da die Prostaglandine außerdem die überschießende Immunreaktion auf das betreffende Allergen hemmen und unterdrücken, kommt hier dem Allergiker ein Synergie-Effekt zugute: die Entzündungshemmung und die Immunregulierung.
- Das Prostaglandin E2 wirkt beispielsweise zusätzlich auf die Bronchien im Sinne einer Erweiterung der Bronchiengänge – ein Nutzen für den allergischen Asthmatiker.

Wirkstoff Thymochinon

In Studien konnte nachgewiesen werden, daß Schwarzkümmelöl und das darin enthaltene Thymochinon genau jene Enzymsynthese des Körpers hemmen können, die für eine entzündliche und allergisch-entzündliche Reaktion verantwortlich ist. Dieses Thymochinon tritt in großen Mengen (bis zu 30 Prozent) im ätherischen Öl des Schwarzkümmels auf. Es wirkt antiallergisch, antiasthmatisch und ist in höheren Dosierungen durchaus nicht unbedenklich.

In einer Fallstudie zeigte sich, daß die folgenden Krankheitssymptome verbessert werden konnten:

- Asthma bronchiale
- spastische Bronchitis
- Infektanfälligkeit im Broncho-Trachial-Trakt
- Neurodermitis
- allergischer Durchfall
- Blähungen
- Juckreiz
- Lebensmittelunverträglichkeit
- allergische Hautekzeme.

Die Verbesserung dieser Beschwerden und Symptome wurde bei einem Teil der Patienten schon nach dem vierten Tag der Einnahme beobachtet.

Die ebenso gebräuchliche Methode der Desensibilisierung schlägt leider nicht bei allen Stoffen und Patienten an. In einigen Untersuchungen konnte zwischenzeitlich nachgewiesen werden, daß Schwarzkümmel eine Behandlungsalternative darstellen kann.

Alternative Schwarzkümmel

Neuere Studien belegen, daß bei Menschen mit allergischen atopischen Erkrankungen die Herstellung hormonähnlicher und für das Immunsystem wichtiger Substanzen wie die Prostaglandine aus den Fettsäuren gestört ist bzw. völlig fehlt. Dabei wird vermutet, daß es sich dabei um einen angeborenen Enzymdefekt handelt. Wer nun über einen längeren Zeitraum (mindestens drei bis sechs Monate) Schwarzkümmelöl in einer bestimmten Dosierung einnimmt (3mal 1 bis 2 Kapseln à 400 mg Öl täglich), kann eine Verbesserung der Symptomatik bis hin zu völliger Beschwerdefreiheit beobachten.

Allergiker können versuchen, die Allergene zu meiden. Häufig mutet die Suche nach dem richtigen Allergen wie die Suche nach der Nadel im Heuhaufen an. Daher kann es auch ein Weg sein, das angeschlagene Immunsystem mit Schwarzkümmelöl zu harmonisieren und wieder zu stabilisieren.

Was wirkt denn nun?

In der Kombination von essentiellen Fettsäuren mit den oben besprochenen Wirksubstanzen aus dem ätherischen Öl dürfte das Wirkpinzip von Schwarzkümmelöl und Schwarzkümmelölprodukten zu sehen sein. Während die Wirksamkeit von essentiellen Fettsäuren in höherer Dosierung in vielen Studien (z. B. mit Nachtkerzen- oder Borretschöl) für Neurodermitis, atopisches Ekzem und andere Hauterkrankungen ausführlich in der Wissenschaft dargestellt worden ist, kann eventuell die Wirkung bei Asthma und anderen schwer zu behandelnden Allergien aus einer Kombination der Gabe von essentiellen Fettsäuren mit dem Wirkprinzip des ätherischen Öles vermutet werden.

Wichtig bei der Einnahme ist, daß Sie Geduld mitbringen. Mindestens drei bis sechs Monate dürfen Sie für die Wirkung einplanen. Bei den saisonal bedingten Allergien wie z. B. Heuschnupfen sollten Sie darauf achten, daß Sie mit der Behandlung deutlich vor dem Auftreten der ersten Symptome beginnen.

Versuchen Sie es anstelle von Antihistaminika doch einmal langfristig mit der Einnahme von Schwarzkümmel.

So können Sie vorgehen

- Als Allergiker sollten Sie sich Zeit lassen. Vielleicht erleben Sie ja auch schnell einen Rückgang Ihrer Beschwerden unter der Einnahme von Schwarzkümmelöl, aber in der Regel sollten Sie es über einen längeren Zeitraum von mindestens 3 bis 6 Monaten täglich einnehmen. Die Dosis beträgt hier 3mal 1 bis 2 Kapseln täglich (ca. 400 mg je Kapsel).
- Für alle saisonal bedingten Allergien wie z. B. Heuschnupfen gilt: Fangen Sie rechtzeitig, d. h. einige Monate, vor der Allergiezeit mit der täglichen Einnahme an und setzen Sie, einmal angefangen, die Einnahme nicht plötzlich ab.
- Während der Hochphase Ihrer Allergie können Sie die Dosis steigern, und zwar auf täglich 3mal 2 Kapseln. Danach wieder auf die normale Dosierung reduzieren.
- Für Kinder ab 4 Jahren gilt: Nur Kinderkapseln nehmen und die Dosierung bei 3mal täglich 1 Kapsel belassen. Bessern sich die Beschwerden, evt. 2mal täglich eine Kapsel verwenden.
- Bei Neurodermitis können Sie Ihr Kind zusätzlich nach dem Baden einölen oder eincremen. Dabei sollte das Öl oder die Lotion mit Schwarzkümmelöl angereichert werden. Bewährt haben sich z. B. Mischungen aus Avocado- und Weizenkeimöl, das mit Schwarzkümmelöl und etwas Teebaumöl versetzt ist.
- Bei Asthma kann zusätzlich inhaliert werden. Hierzu werden 5 bis 20 Tropfen Schwarzkümmelöl, 1 TL Lindenblüten und 1 TL Kamille mit etwa 2 l heißem Wasser in eine Schüssel gegeben und die aufsteigenden Dämpfe dann ca. 15 Minuten inhaliert.

Neurodermitis

Neurodermitis ist eine erblich bedingte, in mehreren Phasen ablaufende Hautkrankheit. Die Haut reagiert überempfindlich gegenüber vielen Reizen. Die Bezeichnungen für die Erkrankung sind uneinheitlich, man spricht vom endogenen Ekzem, von Neurodermitis atopika oder von atopischer Dermatitis.

Vorwiegend sind Kinder betroffen, meist sogar Kleinkinder. Die Symptome treten – je nach Alter der Betroffenen – an unterschiedlichen Hautpartien auf. Beim Baby schuppt und rötet sich die Haut an Kopf und Gesicht (Milchschorf), beim Kleinkind breitet sich die Erkrankung auf den ganzen Rumpf aus. Es entstehen stark juckende Knötchen und Bläschen, die beim Kratzen aufplatzen und nässen. Dann bilden sich krustige, borkenähnliche Hautplatten.

Im Kindergarten- und Schulalter sind hauptsächlich die Beugefalten im Knie- und Ellenbogenbereich betroffen.

Häufig tritt das atopische Ekzem gemeinsam mit Heuschnupfen, Asthma und Nahrungsmittelunverträglichkeiten auf, so daß auch hier eine allergische Reaktion vermutet wird.

Die Ursachen für die Neurodermitis konnten bisher noch nicht völlig geklärt werden. Da auch psychische und soziale Faktoren eine Rolle spielen, können bei älteren Kindern Entspannungsübungen und evt. sogar eine Psychotherapie Linderung der Beschwerden bringen.

So hilft Schwarzkümmel

Hier bietet sich Schwarzkümmelöl als nebenwirkungsarmes Mittel an, das die zumeist als Intervallbehandlung angesetzte Corticoidbehandlung der Haut unterstützen oder sogar ganz ersetzen kann.

Die Symptome des atopischen Ekzems sollten sich bessern, wenn Sie regelmäßig täglich 4mal 2 Kapseln Schwarzkümmelöl einnehmen. Halten Sie die Behandlung unbedingt über einen längeren Zeitraum aufrecht. Zusätzlich können Sie die Haut auch mit dem Öl pflegen, ein Rezept dazu finden Sie auf Seite 82.

Kinder bekommen die Kinderölkapseln erst ab 4 Jahren. Ab diesem Alter können Sie bis zu 3mal 2 Kinderkapseln pro Tag verabreichen. Achten Sie darauf, daß Sie zu Beginn der Einnahme lieber weniger Kapseln geben, und warten Sie ab, ob Ihr Kind das Schwarzkümmelöl verträgt. Cremen Sie die Kinderhaut mit dem Öl (Rezept siehe Seite 82) ein. Zusätzlich können Sie die Abheilung fördern durch:

- eine lange Stillperiode, die Einwirkungen von Fremdstoffen auf das Baby verhindert.
- eine richtige und sorgfältige Hautpflege. Auf Seifen sollten Sie verzichten, dafür rückfettende Ölbäder verwenden und die Haut nach jedem Bad mit Schwarzkümmelöl einölen.

Neurodermitis bedarf meist der ärztlichen Behandlung, vor allem wenn der ganze Körper befallen ist.

So wirkt Schwarzkümmel

Neben den immunregulierenden Maßnahmen durch die Einnahme von Schwarzkümmelöl lassen sich gereizte und juckende Hautausschläge auch mit einer Salbe behandeln.

Wie auch die schon länger zur Verfügung stehenden Pflanzenöle aus Borretsch- oder Nachtkerzen- und schwarzen Johannisbeersamen kann auch hier das Schwarzkümmelöl deutliche Linderungen bringen.

Schwarzkümmelöl wirkt bei Neurodermitis:

- **auf das Immunsystem (siehe Seite 24) und zeigt eine antiallergische Wirkung.**
- **durch die Entzündungshemmung. Es hilft, die gerade bei starken Kratzeffekten der Haut oft auftretenden Entzündungen schneller abheilen zu lassen.**
- **durch die ungesättigten Fettsäuren, deren positive Wirkung auf Ekzeme und andere entzündliche Hauterkrankungen schon lange bekannt sind.**

Erkältungskrankheiten

Wichtig bei einer Erkältung: Bei den ersten Anzeichen reagieren und richtig vorbeugen.

Alle Jahre wieder zur Winterzeit wird in Wartezimmern geniest und häufen sich die Krankmeldungen in den Betrieben. Tausende liegen mit Fieber und Schal in den Betten. Hat es einen erwischt, ist Hilfe zur Selbsthilfe angesagt. Zu erkennen ist das herannahende Übel leicht: ein Kratzen im Hals, oft verbunden mit einer triefenden Nase, Kopfschmerzen und ein allgemeines Gefühl der körperlichen Niedergeschlagenheit. Schnupfen, Husten, Heiserkeit, Fieber und Gliederschmerzen gehören zu einer Erkältung, die korrekt auch „grippaler Infekt" benannt wird.

„Ohne Arzt dauert sie sieben Tage, mit Doktor eine Woche", weiß schon der Volksmund, und gegen die Erkältungsviren ist bislang noch kein Kraut gewachsen. Insgesamt gibt es über 200 unterschiedliche Virenarten, die Erkältungen hervorrufen können. Sie werden über das Niesen in der Luft verteilt, wo sie viele Stunden darauf warten, daß sie von den Menschen in der Umgebung eingeatmet werden. Einmal im Nasen- und Rachengewebe angelangt, benutzen die Viren die neuen Zellwirte dazu, sich zu vermehren. Dabei rufen Sie natürlich unser Immunsystem auf den Plan, das nun gezielt auf Vernichtungsjagd geht.

So hilft Schwarzkümmel

Verschiedene Extrakte aus den Schwarzkümmelsamen sowie die aus Nigella sativa gewonnenen Öle zeigen eine eindeutig antibakterielle und auch eine antivirale Wirkung. So kann Schwarzkümmel helfen, Erkältungskrankheiten leichter zu überwinden.

Wichtig ist bei der Behandlung von Erkältungskrankheiten, schnell zu reagieren, d.h. bei den ersten Krankheitsanzeichen mit einer massiven Stoßbehandlung zu beginnen. Neben allgemeinen Tips für eine Erkältungbehandlung, wie heiße Bäder und heftiges Schwitzen, helfen auch täglich 3mal 3 bis 4 Kapseln Schwarzkümmelöl über einen Zeitraum von 5 Tagen. Danach sollten Sie wieder

Bei Erkältungen gilt: Tun Sie so wenig wie möglich. Bettruhe ist angesagt. Ruhen Sie sich aus und trinken Sie viel. Medikamente können zwar die Symptome lindern, heilen aber können sie nicht.

Immunstimulierende Wirkung

Eine Reihe von Untersuchungen hat auch belegt, daß Nigella stativa eine immunstimulierende Wirkung hat. Wichtig dabei ist die Zahl der Leukozyten, die sich zur Abwehr der eingedrungenen Erreger anpassen können (immunspezische Antwort). Dies bedeutet: Je höher die Anzahl dieser immunkompetenten Zellen, insbesondere der Leukozyten ist, um so höher ist die Immunleistung des Organismus. Gleiches gilt für die sogenannten Freßzellen (Phagozyten). Diese Freßzellen sind eine Hilfe der Immunabwehr, und zwar unspezifische Immunkörper, die bei Eindringen von Erregern vermehrt gebildet werden und diese Erreger abtöten. Für beide Zelltypen konnte in mehreren Studien nachgewiesen werden, daß sie deutlich vermehrt gebildet werden, womit sich die Bereitschaft des Körpers zu Abwehr von eingedrungenen Erregern erhöht.

Schwarzkümmelsamen und Krebs

Im Krebsimmunbiologischen Forschungsinstitut Hilton Head Island in South Carolina in den USA wurde ein alkoholischer Extrakt der getrockneten Schwarzkümmelsamenkerne an Knochenmarkszellen von zwei Krebspatienten hinsichtlich ihrer therapeutischen Anwendung geprüft:

- Die Ergebnisse nach 21 Tagen ließen eine tumorabtötende Wirkung vermuten. Neben einer schützenden Wirkung der Nigella-Zubereitung bei Chemo- bzw. Radiotherapie von Krebskranken konnte der Schwarzkümmelextrakt im Vergleich zu den üblichen in der Krebstherapie zum Einsatz kommenden Substanzen sich als wirksam darstellen.
- Weiterhin konnte belegt werden, daß der Nigella-sativa-Extrakt zur Normalisierung von sogenannten immunkompetenten Zellen bei Krebspatienten mit gestörter Immunlage beiträgt und das Knochenmark zur Bildung neuer Zellen stimuliert. Eine tumorhemmende Wirkung zeigte sich vor allem bei Hautkrebs und Dickdarmkrebs. Dabei war beachtlich, daß der eingesetzte Extrakt die Tumorzellen angreift, ohne jedoch die gesunden Zellen zu schädigen.

So wirkt Schwarzkümmel bei Krebs

Möglicherweise kann dies darauf zurückgeführt werden, daß die Wirkstoffe die Fähigkeiten haben, sich an der Oberfläche von entarteten Zellen zu binden. Dadurch könnte es zur Klumpenbildung und Zerstörung der Tumorzellen kommen. Zusammenfassend wird in dieser Studie festgestellt, daß der Nigella-sativa-Extrakt Knochenmarkszellen stimuliert, gesunde Zellen gegen die schädigende Wirkung von Viren schützen kann, Tumorzellen zerstört und Antikörper-bildende Immunzellen vermehren kann. Damit bietet sich dieser Samenextrakt von Nigella zu weiteren Studien an.

auf die übliche Dosierung von 3mal täglich 2 Kapseln reduzieren. Auch Inhalieren mit Schwarzkümmelsamen und Schwarzkümmelöl ist hilfreich, daneben können Sie auch die Brust mit verschiedenen ätherischen Ölen einreiben.

Schwarzkümmel kann als Inhalation oder als Tee vorbeugend und lindernd angewendet werden.

Atmwegserkrankungen

Asthma ist ein Leiden, unter dem in den vergangenen Jahren mehr und mehr Menschen leiden, vor allem Kinder. Internationale Fachverbände definieren es als ein Empfinden von meist anfallsweise auftretender Atemnot, die spontan oder unter Einwirkung von Medikamenten zurückgehen kann. Auslöser für solch einen Anfall ist ein von außen kommender Reiz, der normalerweise bei einem Gesunden keinerlei Reaktionen auslösen würde. Die meisten Asthmatiker reagiern hochgradig allergisch auf an sich harmlose Fremdkörper. Dabei verengen sich die Atemwege, wobei zwar Luft in die Lunge gelangt, aber nur sehr schwer abgeatmet werden kann – ein Gefühl zu ersticken entsteht bei den Betroffenen.

Wie zeigt sich Asthma?

- Bei Erwachsenen wie bei Kindern stellt sich zunächst Atemnot ein, wobei die Anfälle von monatlich über mehrfach wöchentlich oder sogar mehrfach täglich vorkommen können.
- Neben der Atemnot kann es zu Hustenanfällen kommen, die manchmal von Auswurf begleitet sind.
- Die Atmung ist flach und „giemend".
- Durch die eingeschränkte Sauerstoffversorgung kommt es zu Erstickungsangst mit Panikattacken.

Bei akuten Asthmaanfällen sind die Grenzen der Selbstbehandlung erreicht. Der Arzt ist gefragt. Dagegen können Sie in den beschwerdefreien Zeiten Schwarzkümmel als unterstützende Maßnahme anwenden.

So hilft Schwarzkümmel

Da Asthma auch eine allergische Reaktion auf bestimmte Allergene als Ursache hat, wird hier ein enger Zusammenhang mit dem Wirkungsmechanismus bei Allergien gesehen. Das ätherische Öl kann einen Einfluß auf die Atemfrequenz haben. Natürlich sollten Sie

Heuschnupfen ist für die Betroffenen eine jährliche Plage. Mit der frühzeitigen Einnahme von Schwarzkümmel können die Beschwerden gelindert werden.

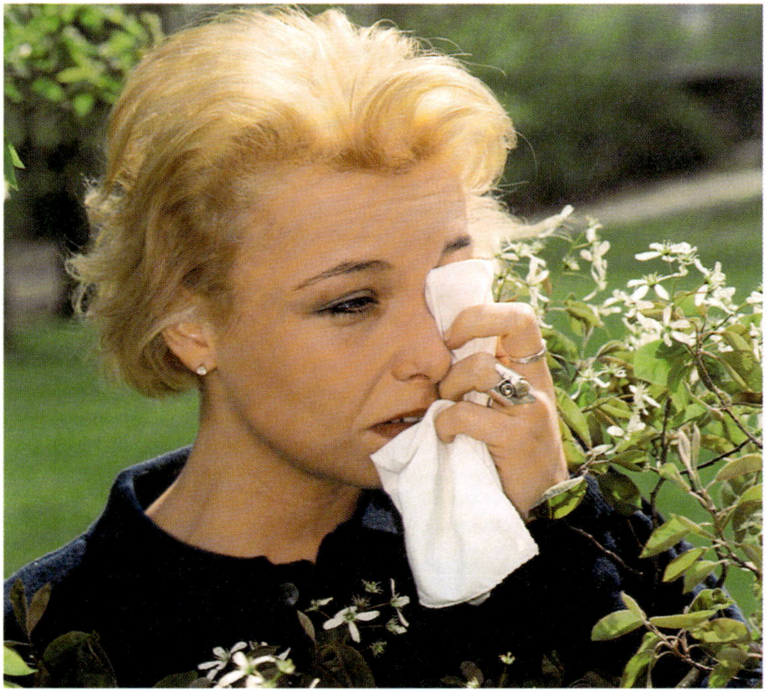

sich (oder Ihr Kind) mit Asthma unbedingt in ärztliche Behandlung begeben, aber Schwarzkümmel kann auf zwei Weisen lindernd auf die Asthmaanfälle einwirken. Einerseits wirkt das eingenommene oder inhalierte Öl sekretlösend und bronchialerweiternd, andererseits greift es in das allergische Geschehen ein und moduliert, wie bereits beschrieben, die überschießende Reaktion des Immunsystems.

Wichtig beim Inhalieren ist, daß Sie dabei die Augen schließen, denn die Öle wirken reizend.

Bei Asthma sollten Sie, wie bei den Allergien, nicht auf eine schnelle Wirkung hoffen. Nehmen Sie die Kapseln mit dem Öl ruhig über mehrere Monate, und zwar 3mal täglich 2 Kapseln (3mal täglich 1 Tl Öl). Wichtig ist auch regelmäßiges Inhalieren mit heißen Dämpfen (Rezept siehe Seite 81). Auch ein Tee kann helfen (Rezept siehe Seite 75). Wichtig ist, daß Sie bei akuten Asthmaanfällen weiterhin ein schnellwirkendes und sicheres Medikament zur Hand haben.

Rheuma

Rheumaerkrankungen zählen heute in den Industrieländern zu den häufigsten Beschwerden. Die jährliche Erkrankungsrate liegt zwischen 2,3 und 6,4 Prozent; in Deutschland ist schätzungsweise jeder sechste Patient von einer Form von Rheumatismus betroffen. Viele Rheumakranke leiden an ziehenden, teilweise wandernden Schmerzen im Bewegungsapparat. Die gängigsten Formen des Rheumas sind entzündliche Gelenk- und Wirbelsäulenerkrankungen, degenerative rheumatische Erkrankungen und Weichteilrheuma.

Schwarzkümmelöl hat eine positive Wirkung auf den Verlauf von vielen rheumatischen Erkrankungen.

Das entzündliche Rheuma – hier dominiert die chronische Polyarthritis – tritt am häufigsten in der Altersgruppe zwischen 35 und 45 Jahren auf. Da Rheumatismus bislang nur symptomatisch behandelt werden kann, muß mindestens die Hälfte aller Polyarthritis-Patienten sich auf ein Leben mit der schmerzhaften Krankheit einstellen. Die Behandlung der schmerzhaften Symptome bedeutet, daß man mit Medikamenten wie beispielsweise dem Cortison zwar die Schmerzen lindern, aber das Rheuma selbst nicht endgültig heilen kann.

Rheuma ist ein alltagssprachlicher Begriff, unter dem mehr als 100 verschiedene Beschwerdebilder zusammengefaßt werden. Die degenerativen Erkrankungen sind nicht von ständigen Entzündungen begleitet und gehören nicht unmittelbar zu den rheumatischen Erkrankungen.

Die Entzündung der Gelenke – anfangs sind meist Finger und Zehen betroffen, später dann zunehmend die großen Gelenke – beginnt meist mit leichten Rötungen und Schwellungen von Haut und Gelenken. Mit der Zeit breitet sich der entzündliche Prozeß aus, und die Gelenke werden nach und nach steif. Da auch die Muskulatur von diesen entzündlichen Vorgängen betroffen ist, kann es zu Verkrümmungen der Gliedmaßen und zu chronischen Sehnenscheidenentzündungen kommen. Diese Entzündungsprozesse lassen sich auch im Blut durch eine stark erhöhte Blutsenkungsgeschwindigkeit und eine erhöhte Leukozytenzahl nachweisen. Zwar zählt die chronische Polyarthritis nicht zu den lebensbedrohlichen Erkrankungen, die Gefahr, daß die Patienten allerdings nicht mehr in der Lage sind, einem Beruf nachzugehen und zunehmend invalide werden, ist sehr hoch.

Die verschiedenen Rheumaarten können durch unterschiedliche Einflüsse ausgelöst werden. Falsche Ernährung, Übergewicht, Fehlhaltungen und Überbelastungen können zu sogenannten Arthrosen führen. Dabei entstehen die Entzündung in den Gelenken durch Reibung verschlissener Gelenkteile aneinander oder durch abgesplitterte Teilchen in den Gelenkkapseln. Die Polyarthrosen der Hand oder der Finger wie auch Gicht beruhen dagegen auf sogannten Stoffwechselstörungen. Der chronisch entzündliche Rheumatismus, auch primär chronische Arthritis genannt, ist eine Autoimmunkrankheit. Das bedeutet, daß das Immunsystem des Körpers eigenes Gelenkgewebe angreift und so zerstörende Entzündungen und Wucherungen auslöst. Allen Krankheiten ist zudem gemein, daß Streß, falsche Ernährung sowie mangelnde Bewegung die Entwicklung der Krankheit und ihren Verlauf negativ beeinflussen.

Beim entzündlichen Gelenkrheuma spielen vor allem autoaggressive Prozesse eine Rolle.

Kann Schwarzkümmel helfen?

Für keine der beschriebenen Autoimmunerkrankungen (siehe Seite 31) gibt es bislang eine zufriedenstellende medikamentöse Behandlung. Die vorhandenen und eingesetzten Medikamente haben starke Nebenwirkungen und sind deswegen für eine langfristige Behandlung der oft chronisch Kranken wenig geeignet. Zudem setzen diese Medikamente lediglich an den Symptomen, nicht aber an den Ursachen der Krankheiten an.

Selbst wenn Schwarzkümmel nur geringe Wirkungen auf die rheumatischen Prozesse hat, die Schmerzen lindern oder den Prozeß verlangsamen kann, so lohnt sich doch ein Versuch.

So hilft das Schwarzkümmelöl

Auch bei allen Erkrankungen des rheumatischen Formenkreises gilt: Suchen Sie einen Arzt auf und besprechen Sie mit ihm die beste Therapie gegen Ihr Leiden.

Schwarzkümmelöl können Sie in der üblichen Dosierung von 3mal täglich 2 Kapseln zu sich nehmen, wobei auch hier gilt, daß Sie die Behandlung über Monate hinweg durchhalten sollten, um die schmerzlindernde Wirkung zu spüren. Zudem eignet sich das Schwarzkümmelöl hervorragend, um auf die Gelenke aufgetragen

Das Geheimnis der Entzündungshemmung

Schwarzkümmel scheint das Entzündungsgeschehen auf zwei verschiedene Arten positiv zu beeinflussen:

1. **Enthält Schwarzkümmelöl, wie schon erwähnt, über 50 Prozent Linolsäure, eine mehrfach ungesättigte Fettsäure. Diese ist die Grundlage für die Bildung von Prostaglandinen, die wiederum auch Entzündungen positiv beeinflussen. Schmerzen, Hautirritationen und auch komplexe Entzündungsvorgänge wie z. B. Rheuma werden gebessert.**

2. **Enthält das Schwarzkümmelöl die bereits erwähnten Thymochinone (siehe Seite 46), die wichtige Enzyme hemmen, die wiederum für einen Entzündungsvorgang entscheidend sind.**

zu werden. Dazu wird das Öl in einem Wasserbad etwas erwärmt und 2mal täglich auf die schmerzenden Gelenke aufgetragen.

Bluthochdruck

Hoher Blutdruck wird häufig erst dann bemerkt, wenn bereits eine Folgeerkrankung (Arteriosklerose, Herzinfarkt) aufgetreten ist.

Wenn sich der Herzmuskel zusammenzieht und damit das Blut in die Herzgefäße pumpt, ist der Druck höher, als wenn sich der Herzmuskel entspannt. Der Druck in den Gefäßen schwankt also mit jedem Herzschlag zwischen einem oberen und einem unteren Wert. Den oberen Wert nennt man systolischen Blutdruck, den unteren Wert diastolischen Blutdruck.

Nach internationaler Übereinkunft leidet man unter Bluthochdruck, wenn der systolische Wert über 160 mmHg und/oder der diastolische Wert über 95 mmHg liegt. Eine dauerhafter Bluthochdruck schädigt die Innenauskleidung der Arterien und führt zu einer Bildung von Kalkplaques. Leider kann man hohen Blutdruck selbst nicht spüren, man muß ihn messen. Es gibt auch keine Be-

Blutdruckwerte (in mmHg)

	systolisch	diastolisch
Normal	120–140	80–90
Bedenklich	140–160	90–95
Überhöht	≥ 160	≥ 95

schwerden, die auf einen Bluthochdruck hinweisen. Häufig sind die Beschwerden sehr allgemein, wie etwa Herzklopfen, Schmerzen in der Herzgegend, Nervosität, Müdigkeit oder Atemnot.

Die häufigste Form von Bluthochdruck ist jene, deren Ursache bis heute nicht bekannt ist. Ihr Fachausdruck lautet essentielle Hypertonie, unter der etwa 96 Prozent aller Menschen mit hohem Blutdruck leiden. Eine familiäre Häufung ist zu beobachten, daher könnten die Erbanlagen eine Rolle spielen.

Risikofaktoren

Allerdings spielen auch Risikofaktoren eine gewichtige Rolle: Nikotin und Alkohol erhöhen den Blutdruck ebenso wie Übergewicht, Streß und psychische Belastungen. Ebenso können ein Diabetes, ein erhöhter Cholesterinspiegel oder die Antibabypille dazu beitragen, eine Hypertonie zu entwickeln. Allerdings entwickeln nur wenige Frauen unter 40 Jahren einen Bluthochdruck.

So hilft Schwarzkümmel

Bei der Behandlung von Bluthochdruck sollten Sie die bestmögliche Therapie mit Ihrem Arzt absprechen. Eine reine Selbstbehandlung ist nicht ratsam.

In einigen Studien konnten aufsehenerregende Ergebnisse erbracht werden. Dabei wurde im Tierversuch belegt, daß die in Nigella sativa enthaltenen Öle, und vor allem das darin enthaltene Thymochinon, den arteriellen Blutdruck sowie die Herzrate (Puls- und Herzschlaghäufigkeit) senken konnten.

Auch bei der Behandlung des Bluthochdrucks gilt, daß Sie die optimale Therapie mit Ihrem Arzt besprechen sollten. Darüber hinaus kann die langfristige Einnahme von Schwarzkümmelkapseln einen blutdrucksenkenden Effekt haben (3mal 2 Kapseln täglich). Auch anderen Heilpflanzen wie dem Knoblauch, der Mistel und dem Weißdorn werden eine blutdrucksenkende Wirkung nachgesagt. Außerdem sollten Sie versuchen, Übergewicht abzubauen und kochsalzarm zu essen.

Hoher Cholesterinspiegel

Ein hoher Cholesterinspiegel – richtiger ein ungünstiges Verhältnis zwischen LDL und HDL – ist ein Risikofaktor für Herzinfarkt und Schlaganfall. Cholesterin ist ein Blutfett und für den Körper eine lebenswichtige Substanz. Da Cholesterin in der Regel in der Leber gebildet wird, trägt das mit der Nahrung aufgenommene Cholesterin nur wenig zum Cholesterinspiegel im Blut bei. Allerdings kann der Cholesterinspiegel gesenkt werden, wenn Übergewicht abgebaut

So wirkt Schwarzkümmelöl

Bei der Regulierung der Cholesterinwerte mit Hilfe von Schwarzkümmelöl spielt unser Immunsystem eine wichtige Rolle.

- **Bei erhöhtem Cholesterinspiegel lagern sich die Blutfette an den Wänden der Gefäße ab und verursachen so Arteriosklerose, Herzinfarkt oder Schlaganfall. Ist unser Immunsystem in Takt, so kann es diese Ablagerung der überflüssigen Fettzellen verhindern: Makrophagen nehmen sie auf. Ist unser Immunsystem aber deutlich geschwächt, so ist auch der Abbau des überflüssigen Blutfetts nicht mehr gewährleistet.**
- **Hier nun kommt vor allem der Linolsäure, die zu bis zu 50 Prozent im Schwarzkümmelöl enthalten ist, eine wichtige Rolle zu: Sie wirkt immunstimulierend und unterstützt den Abbau der Blutfette.**

wird. Hohe Cholesterinspiegel im Blut sind meist erblich bedingt, können aber durch richtige Ernährung sowie Einnahme von Schwarzkümmelöl gesenkt werden.

Das können Sie tun

Folgen eines erhöhten Cholesterinspiegels können Arteriosklerose, Herzinfarkt oder Schlaganfall sein.

Neben anderen diätetischen Maßnahmen sowie einer eventuell notwendigen medikamentösen Senkung Ihres Cholesterinspiegels können Sie täglich 3mal 1 Kapsel Schwarzkümmelöl einnehmen. Auch hier sollten Sie in der Behandlung einen langen Atem haben und auf keinen Fall den Schwarzkümmel vorzeitig absetzen.

Zudem wirken Antioxidanzien wie die Vitamine C und E sowie Carotinoide, Mineralstoffe und Spurenelemente wie Selen in der Kombination mit mehrfach ungesättigten Fettsäuren offensichtlich ebenfalls cholesterinsenkend.

Manche Schwarzkümmelöle sind mit Vitamin E angereichert. Sie liefern dann auch Antioxidanzien.

Akne

Mitesser, Pappeln und Pusteln, aber auch entzündliche Knoten – das sind die Kennzeichen der Akne. Vor allem in der Pubertät spielt der Hormonhaushalt verrückt, und bedingt durch die hormonellen Schwankungen wird die Haut überfettet. Neben einer genetischen Disposition (Vererbung des Hauttyps, Vererbung der Anzahl, Größe und Aktivität der Talgdrüsen) kommt auch eine erhöhte Bereitschaft der Haut hinzu, auf Reize z. B. durch Kosmetika zu reagieren.

Das können Sie tun

Bei Akne und unreiner Haut empfiehlt es sich, Schwarzkümmelölkapseln über einen langen Zeitraum von mindestens 6 Monaten anzuwenden (3mal täglich 2 Kapseln). Meist bessern sich die Beschwerden bereits nach wenigen Wochen – die Behandlung sollten Sie aber auf jeden Fall fortführen. Weiterhin kann man sich auch mit einer Aknesalbe (Rezept siehe Seite 81) oder mit einem Gesichtsdampfbad (Rezept siehe Seite 81) Linderung verschaffen.

Anregende Küchen: Mittelmeer und Asien

Eine Sieben-Länder-Studie ergab, daß die Menschen in den Mittelmeerländern gesünder leben und seltener an Herz-Kreislauf-Erkrankungen oder Krebs leiden als in Mitteleuropa.

Hinzu kommt die Eßkultur: Die Menschen essen gut, nehmen sich Zeit, und auch das Gläschen Rotwein darf nicht fehlen.

Bei den Mahlzeiten heißt die Devise: viel Gemüse, frisches Obst und Getreide, Seefische oder Huhn. Solch eine Ernährung ist reich an bioaktiven Substanzen, also gesundheitsfördernden Stoffen wie Ballaststoffe, milchsauer vergorenen Lebensmitteln, hochwertigen Pflanzenölen, Omega-3-Fettsäuren usw. Sie alle lassen das Blut in unseren Adern besser fließen, senken den Cholesterinspiegel und mindern das Arterioskleroserisiko und damit die Herzinfarktgefahr.

Machen Sie es doch unseren Nachbarn nach: Greifen Sie zu frischen Zutaten wie Gemüse, Salate, Getreidegerichte, Mais, Bohnen und jede Menge Fisch oder Geflügel, die Ihnen das Wasser im Munde zusammenlaufen lassen.

In der asiatischen Küche kommen zu diesen Zutaten noch Reis, Joghurt und Gewürze wie Koriander, Zimt, Curry u.a. hinzu. Zusammen mit den mehrfach ungesättigten Fettsäuren aus dem Schwarzkümmelöl werden Ihnen diese Küchen Abwechselung und einen optimalen Gefäßschutz bieten.

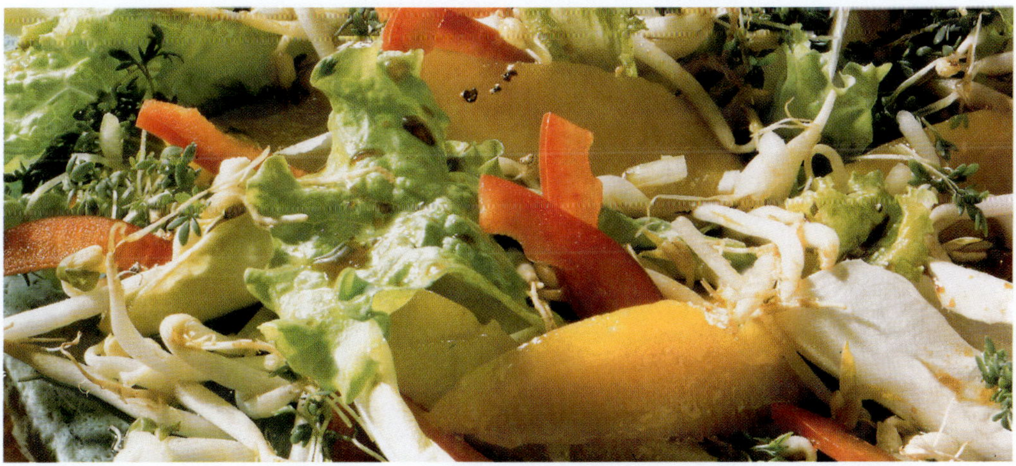

Wie Schwarzkümmel Akne vertreibt

Schwarzkümmel eignet sich zur Vorbeugung sowie Behandlung der akuten Akne. Vermutlich sind dabei zwei Prozesse wirksam:

- **Einerseits kann über den Anteil der ungesättigten Fettsäuren im Schwarzkümmelöl eine Harmonisierung des Fettsauerstoffwechsels und damit auch eine Milderung einer Seborrhoe bei einer sehr stark fettproduzierenden Haut gelingen (wie auch mit den Ölen der Nachtkerzensamen).**
- **Zum anderen kommt gerade bei entzündlichen Formen der Akne die entzündungshemmende Wirkung über die entsprechende Hemmung der Enzymsysteme und vermehrte Bildung von Prostaglandinen zum Einsatz. Damit wird eine überschießende Immunreation auf Allergene (Kosmetika) abgebremst.**

Empfängisverhütung

Im Bereich der Empfängnisverhütung liegen noch keine gesicherten Forschungsergebnisse über Schwarzkümmelöl vor.

Immer wieder tauchen Angaben auf, nach denen mit Schwarzkümmelöl Unfruchtbarkeit behandelt werden kann. Leider gibt es in diesem Bereich nur sehr wenige Studien, und wenn liegen sie hier vor allem aus dem Tierversuch vor. Diese jedoch zeigen sensationelle Ergebnisse, allerdings in anderer Richtung: Werden den Tieren Nigella-sativa-Samen gegeben, konnte eine Schwangerschaft verhindert werden. Sicher besteht in diesem Bereich noch erheblicher Forschungsbedarf.

Darmkrankheiten

Darmbeschwerden können sich in vielfältiger Weise äußern, wie z. B. in Blähungen, ständigem Wechsel zwischen Verstopfung und Durchfall, Schluckauf und Sodbrennen, Hämorrhoiden, Blut im

Schwarzkümmel gegen Darmirritationen

Gegen leichte Irritationen des Magen-Darm-Traktes können Sie vor jeder Mahlzeit ein eine Kapsel Schwarzkümmelöl zu sich nehmen. Wenn Sie dazu ein Glas warme Milch mit Honig trinken, werden die Beschwerden meist schnell vergehen. Sehr hilfreich ist auch ein Fencheltee mit Schwarzkümmelöl. Gerade Säuglinge leiden häufig unter quälenden Blähungen. Abhilfe schaffen können hier ein paar Teelöffel Fecheltee, dem Sie ein Tröpfchen Schwarzkümmelöl beigegeben haben. Damit kann Ihr Liebling wieder ruhig schlafen.

Stuhl, chronischer Müdigkeit und Kopfschmerzen. Die Ursachen dieser Beschwerden können vielfältig sein, oft allerdings sind zu fettes und zu reichhaltiges Essen, erhöhter Streß sowie Medikamente (Antibiotika) Gründe für eine Verstimmung des Magen-Darm-Traktes.

Darmpilze

Der Pilz Candida albicans ist ein Mikroorganismus, der von Natur aus im Mund, auf der Haut und im Darm vorkommt. Probleme verursacht er erst, wenn er sich unkontrolliert vermehrt und sich die harmlose Hefe in invasive Pilze verwandelt. Normalerweise wird Candida albicans durch Körperbakterien unter Kontrolle gehalten. Werden diese schützenden Bakterien allerdings zerstört oder ist das Immunsystem geschwächt, z. B. durch die Einnahme von Breitbandantibiotika über einen längeren Zeitraum, können sich die Candidapilze schnell vermehren und Infektionen verursachen.

Ein geschwächtes Immunsystem kann die Vermehrung von Candida albicans nicht mehr kontrollieren.

Sollte sich bei Ihnen eine Pilzinfektion des Darmes nachweisen lassen, so können Sie neben der Einnahme von Schwarzkümmelöl auch eine Candidadiät einhalten. Solch eine Diät sollten Sie gemeinsam mit Ihrem Arzt ausarbciten.

Für eine Candidadiät dürfen Sie Brot, Kuchenteig mit Hefe, Käse und Milchprodukte, süßes Obst, Honig und viele zuckerhaltige Lebensmittel von Ihrem Speiseplan streichen. Statt dessen können Sie Sauerteigbrot, Knäckebrot, Margarine, Vollkorngetreide, Buttermilch, frisches Gemüse und frischen Fisch zu sich nehmen.

So helfen Sie sich selbst

Die Schulmedizin geht gegen Darmpilze mit Antipilzmitteln, den sogenannten Antimykotika vor. Allerdings kommen die Infektionen häufig rasch wieder.

- Wer eine Neigung zu Candidosen hat, sollte auf eine vollwertige Ernährung achten. Sie hilft, die Darmflora mit den richtigen Bakterienstämmen zu besiedeln.
- Vermeiden Sie Zucker und zuckerhaltige Speisen und alle Produkte, die in irgendeiner Form Schimmel, Hefe oder Pilze enthalten, wie beispielsweise Brot, Trauben, Speisepilze, Wein und Schimmelkäse.
- Täglich eine Portion Joghurt mit Lebendkulturen fördert die für eine geregelte Verdauung so wichtigen Darmbakterien.
- Nehmen Sie 3mal täglich 6 Wochen lang Schwarzkümmelessig ein. Ein Eßlöffel vor den Mahlzeiten wird den Aufbau einer gesunden Darmflora unterstützen.
- Sanieren Sie Ihren Darm mit einer mehrtägigen Darmkur, wobei Sie Entschlacken und Reinigen (Teefasten, Apfeltag) mit Schwarzkümmel und Candida-Diät verbinden können.

Blähungen

Eine Möglichkeit, mit diesem Problem fertigzuwerden ist, seine Eßgewohnheiten unter die Lupe zu nehmen.

Blähungen entstehen, wenn sich im Verdauungstrakt übermäßig viel Gase sammeln. Diese entstehen bei Genuß von zellulosereichen Speisen wie Kohl, Zwiebeln oder Hülsenfrüchten oder aber auch durch das unbeabsichtigte Verschlucken von Luft. Die dabei typischen Begleiterscheinungen wie Unwohlsein, Spannungsgefühl oder gar richtige Beklemmungen kennt jeder. Erleichterung verschafft meist Aufstoßen oder das Entweichen von Winden durch den Anus. Bis zu einem gewissen Grad sind Blähungen normal, wenn unverdauliche Kohlenhydrate und Proteine durch Darmbakterien zersetzt werden. Manchmal aber können Blähungen auch ein Symptom für ernsthafte Erkrankungen wie Verdauungsstörungen, Magengeschwüre oder sogar Morbus Crohn sein.

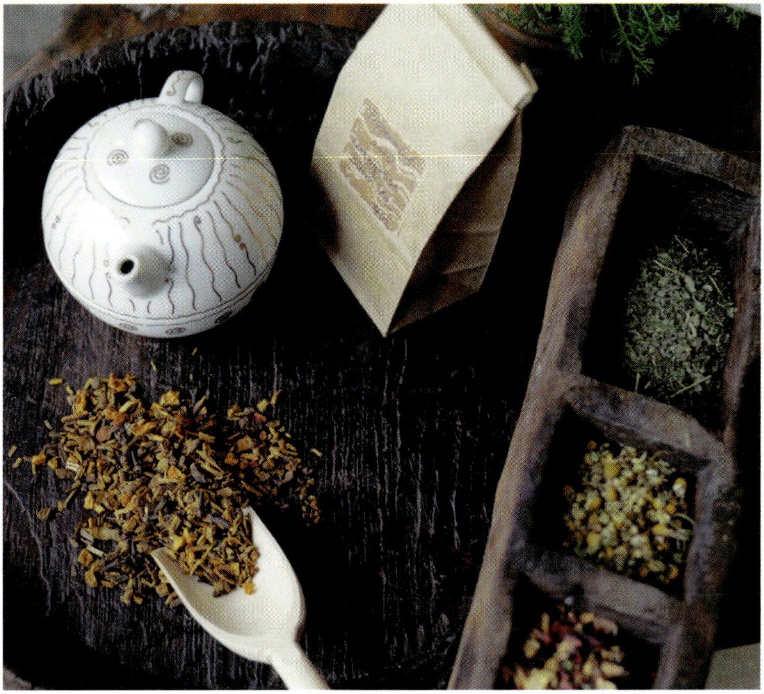

Kräutertees mit Schwarzkümmelzusätzen entblähen und entlasten bei Völlegefühl.

Wie kann Schwarzkümmel helfen?

Sicher ist es ratsam, einen Arzt aufzusuchen, wenn die Beschwerden stärker werden oder über einen längeren Zeitraum anhalten. Aber die ätherischen Öle des Schwarzkümmels regen, ähnlich wie die ätherischen Öle von Dill, Anis oder Fenchel, die Bildung von zusätzlichen Verdauungssäften ebenso wie die Eigenbewegung des Darms an. So wird die Verdauung gefördert, die Passage des Nahrungsbreis im Darm verkürzt und dadurch die Speisen besser und intensiver verdaut. Als Folge zeigen sich entblähende und entlastende Effekte bei Völlegefühl.

Hilfreich dabei ist es jedoch auch, langsam zu essen, gut zu kauen und während der Mahlzeiten nur wenig Flüssigkeit zu sich zu nehmen.

- Bei akuten Beschwerden können Sie möglichst frische Schwarzkümmelsamen zerkleinern und 1 EL Apfelessig hinzugeben. Beides wird im Mörser zu einer Paste zerrieben. Davon nehmen Sie ca. 1/2 TL mit etwas Tee oder einer anderen warmen Flüssigkeit zu sich. So lassen sich auch leichte Formen von Magenverstimmungen auf elegante und ungefährliche Art behandeln.

- Trinken Sie nach dem Essen eine Tasse Fencheltee, dem etwas Schwarzkümmelöl zugesetzt wurde.
- Pfefferminztee entspannt die Dickdarmmuskulatur und lindert die Beschwerden der Blähungen.
- Essen Sie täglich eine Portion Joghurt mit Lebendkulturen. Selbst Personen, die Milch und Milchprodukte sonst nicht vertragen, können Joghurt problemlos zu sich nehmen.

Parasiten

Da sowohl in Kindergärten wie in Schulen Läuse und Flöhe wieder häufiger auftreten, können wir Ihnen folgendes Rezept bei einem derartigen Problem empfehlen:

- Zerstoßene oder zerkleinerte Schwarzkümmelsamen werden mit Schwarzkümmelöl und ca. 3 Prozent Teebaumöl und 1 Prozent Lavendelöl mit einem guten Schuß Essig so angedickt, daß eine streichfähige Paste entsteht.
- Diese Paste tragen Sie bitte auf die betroffenen Haarstellen oder auf den gesamten Kopf auf, umwickeln den Kopf mit einem Handtuch und belassen diese Paste mindestens eine Stunde auf dem Kopf.
- Nach Ablauf dieser Zeit muß das Haar gründlich gewaschen und mit einem entsprechenden Nissenkamm behandelt werden.

Diese Behandlung soll nicht nur einmal stattfinden, sondern in Form einer Intervallbehandlung durchgeführt werden, bis die Parasiten verschwunden sind. Die gleiche Behandlung kann auf Grund ihrer völligen Harmlosigkeit auch bei Haustieren angewendet werden. Bitte beachten Sie, daß gerade Teebaumöl für Hunde sehr unangenehm riecht und Sie mit entsprechenden Abwehrreaktionen rechnen müssen.

Beschwerden	Anwendung	Seite
Akne	3mal 2 Kapseln/Tag/6 Monate; äußerliche Anwendung als Creme mit Essig oder Buttermilch	60, 81
Allergien	3mal 1 bis 2 Kapseln/Tag/6 Monate	43, 81
Erkältungskrankheiten	Stoßbehandlung: 3mal 4 Kapseln/Tag 5 Tage; äußerliche Anwendung: Gesichtsdampfbäder, Badezusatz	50, 81, 82
Rheuma	3mal 2 Kapseln/Tag/6 Monate, äußerliche Anwendung: Auftragen auf die betroffenen Gelenke	56, 82
Astma bronchiale	3mal 2 Kapseln/Tag/6 Monate; äußerliche Anwendung: Gesichtsdampfbäder	54, 81
Blähungen	3mal täglich 1/2 TL Schwarzkümmelessig (6 Wochen)	65
Darmpilze	3mal täglich 1/2 TL Schwarzkümmelessig (6 Wochen)	64, 81
Hoher Cholesterinspiegel	3mal 1 Kapsel/Tag/6 Monate	59
Bluthochdruck	3mal 2Kapseln/Tag/6 Monate	59
Parasiten	Intervallbehandlung mit Schwarzkümmelpaste	66, 83
Neurodermitis	4mal 2 Kapseln/Tag/6 Monate; Kinder: Kinderölkapseln 3mal 3/Tag; äußerliche Anwendung als Creme mit Essig oder Buttermilch	48, 81
Schuppenflechte	4mal 2 Kapseln/Tag/6 Monate; Kinder: Kinderölkapseln 3mal 3/Tag; äußerliche Anwendung als Creme mit Essig oder Buttermilch	48, 81

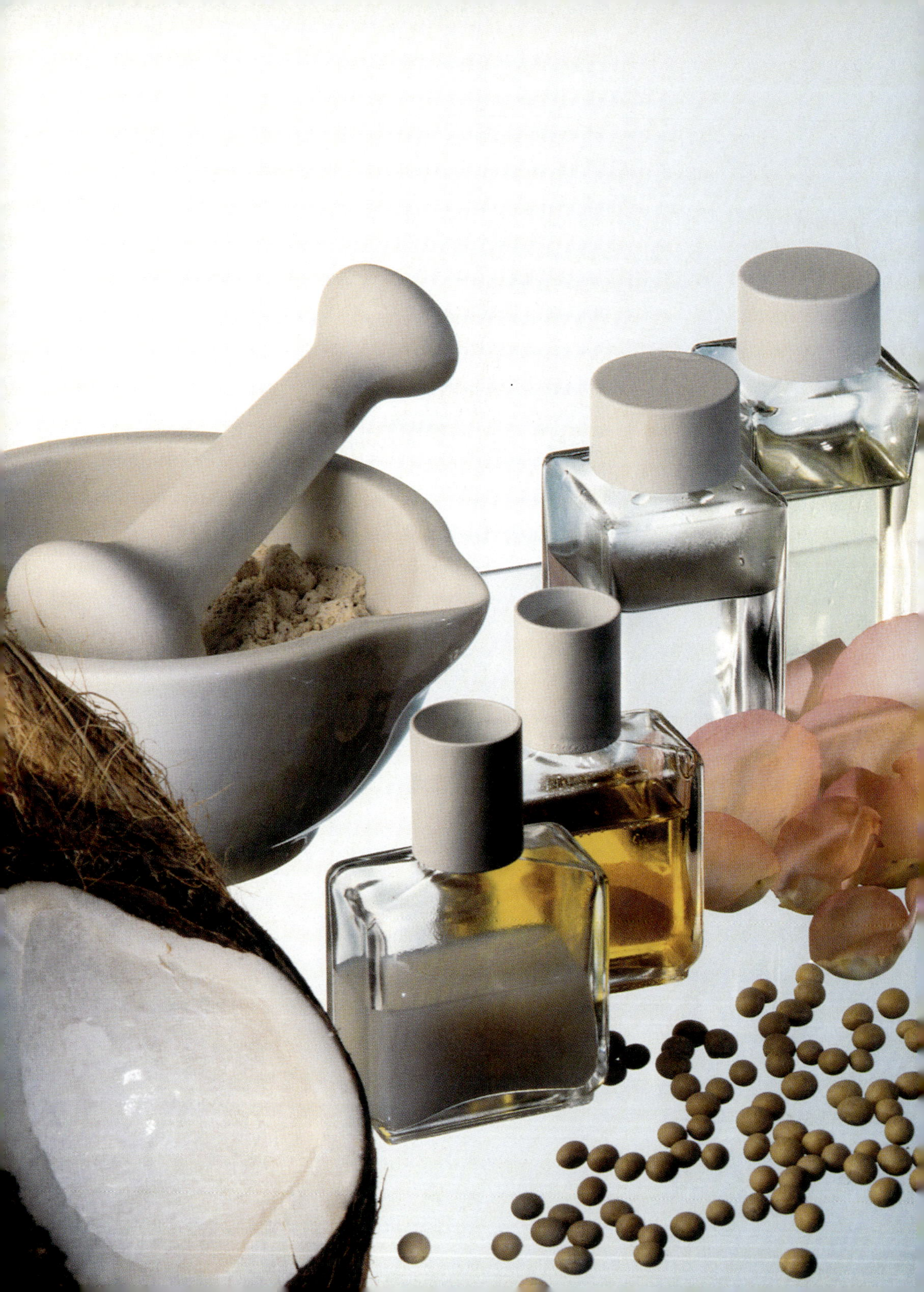

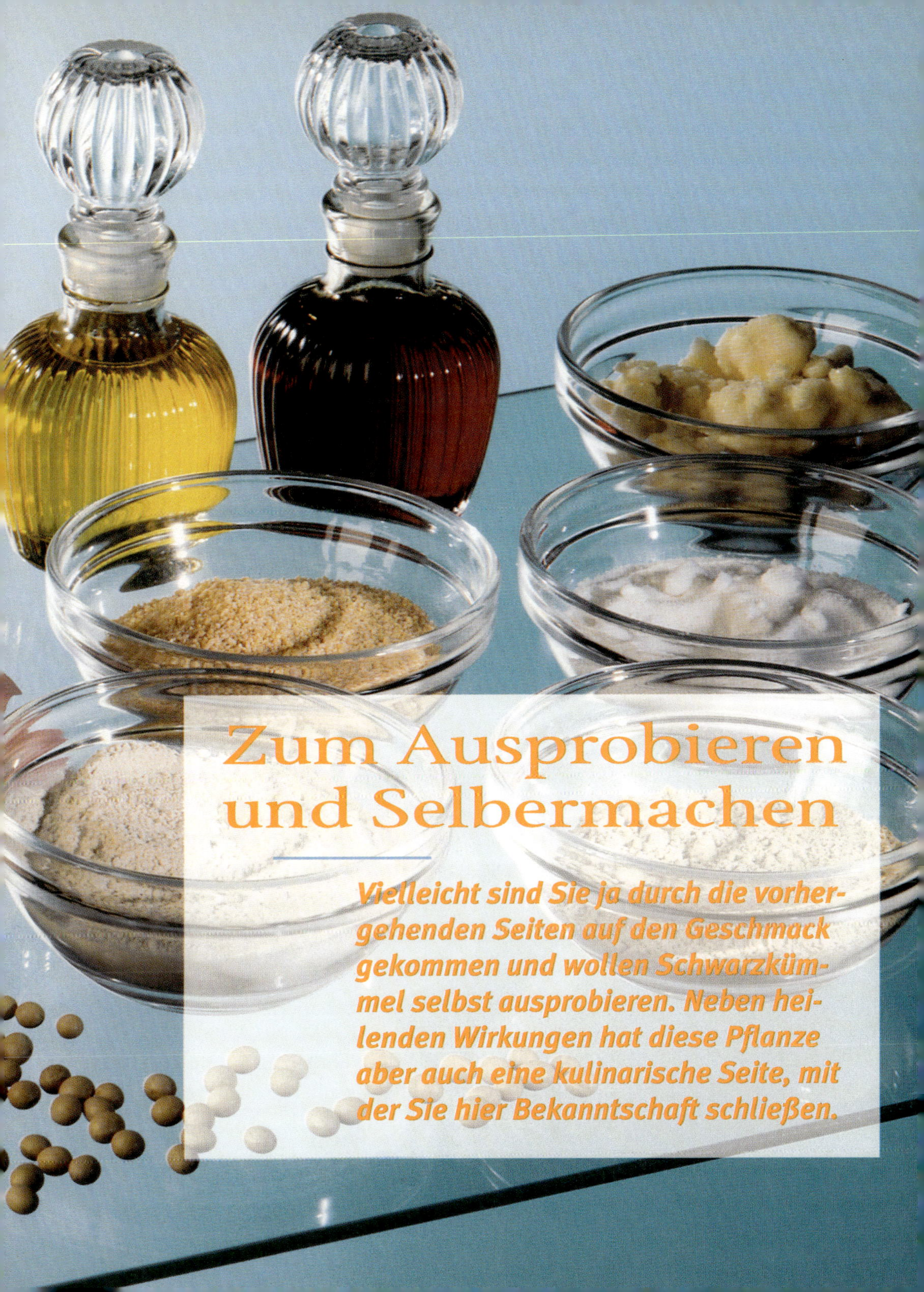

Zum Ausprobieren und Selbermachen

Vielleicht sind Sie ja durch die vorhergehenden Seiten auf den Geschmack gekommen und wollen Schwarzkümmel selbst ausprobieren. Neben heilenden Wirkungen hat diese Pflanze aber auch eine kulinarische Seite, mit der Sie hier Bekanntschaft schließen.

Rezepte

Schwarzkümmelsamen und Schwarzkümmelöl werden einerseits zu heilenden Zwecken verwendet, und hier gilt es gewisse Regeln zu beachten, mit denen wir Sie im folgenen vertraut machen wollen. Aber Schwarzkümmel kann durchaus auch andere Vorzüge haben, nämlich kulinarische. Vor allem in der orientalischen Küche wird Schwarzkümmel als Gewürz zugegeben, das Broten, Salaten, Gewürzen, Tee und Kaffee einen Hauch von Orient gibt und zusätzlich verdauungsfördernd wirkt. Dazu wollen wir Ihnen einige Anregungen und Rezepte geben. Darüber hinaus können Sie Schwarzkümmelöl auch in der Kosmetik einsetzen, als Peelings, Masken, Badezusätze und vieles anderes mehr. Auch hierfür finden Sie zahlreiche Rezepte.

Schwarzkümmel ist in der arabischen Küche ein Gewürz, daß kräftig aromatisch schmeckt.

Mit Arzneimitteln richtig umgehen

Wenn Sie Schwarzkümmel als Kapseln einnehmen, dann sollten Sie grundsätzlich ein großes Glas Wasser dabei haben. Wer Schwierigkeiten beim Schlucken mit den Kapseln hat, kann auf das offen erhältliche Öl zurückgreifen.

Wenn Sie sich mit pflanzlichen Heilstoffen selbst behandeln, dann müssen Sie auch verantwortungsvoll mit der Selbstmedikation umgehen. Ob Sie nun Schwarzkümmel als Öl oder Salbe, als Tee oder zerstoßenen Samen verwenden: nie sollten Sie leichtfertig die angegebenen Dosierungen erhöhen. Dabei gilt es immer, die Tagesdosis zu beachten. Sie richtet sich entweder nach der zur Herstellung verwendeten Menge des Pflanzenmaterials (beispielsweise Schwarzkümmelsamen: 1 Gramm pro Tag) oder nach dem Gehalt der Inhaltsstoffe (1 Gramm pro Tag entspricht einer Menge von 2 bis 3mal 1 Kapsel oder 2 bis 3mal 1/2 Teelöffel Öl).

Ist es wirklich ungefährlich?

Dabei werden Sie sich vielleicht fragen, ob denn die Einnahme von Schwarzkümmel wirklich ungefährlich ist. Diese Frage wird bei Arzneimitteln immer wieder gestellt, vor allem von schwangeren Frauen und Müttern, die ihren Kindern Arzneien geben. Auch für das Schwarzkümmelöl ist eine ganze Reihe von Untersuchungen gemacht worden, die alle bestätigen, daß die Einnahme des Öls nach heutigen wissenschaftlichen Standards völlig unbedenklich ist, wenn die Konzentration des ätherischen Öls nicht mehr als 0,5 Prozent beträgt und wenn die maximale Zufuhr von 2 Gramm Schwarzkümmelöl pro Tag nicht überschritten wird.

Die einzige, oft zu beobachtende Nebenwirkung war ein gelegentliches Aufstoßen nach Einnahme von Schwarzkümmelöl. Allerdings verschwindet diese Begleiterscheinung recht bald.

Checkliste Selbstmedikation

Eine Selbstmedikation und/oder Ergänzung der Ernährung mit Schwarzkümmelöl über längere Zeit kann nur dann ohne Absprache mit Ihrem behandelnden Arzt erfolgen, wenn keine bedeutenden Grunderkrankungen, wie z. B. schwere Herz-/Kreislauferkrankungen, Diabetes und andere schwere Stoffwechselerkrankungen, Magen-/Darm-, Galle- oder Lebererkrankungen vorliegen. Eine Selbstmedikation in Eigenregie läßt sich durchführen bei:

- **leichten Formen von Allergien (leichter Heuschnupfen, Hausstauballergie, Allergie gegen Tierhaare usw.)**
- **als Immunstimulanz in Zeiten erhöhter Belastung (Herbst-/Winterzeit, Aufbau des Immunsystems nach schweren Erkrankungen in der Rekonvaleszenz)**
- **unreiner Haut, leichten atopischen Problemen der Haut.**

Nur in Absprache mit Ihrem jeweiligen behandelnden Arzt sollten Sie Schwarzkümmelöl über längere Zeit – und vor allem hochdosiert – verwenden bei:

- **Asthma**
- **anderen Allergien, die die Atemwege betreffen**
- **schweren Formen der Neurodermitis**
- **„echter“ Akne.**

Im Gegensatz zur Volksmedizin des Mittelalters haben wir heute die Möglichkeit, die Wirkstoffe von pflanzlichen Arzneimitteln mit industriellen Herstellverfahren zu verbinden. Vorteile: Ewünschte Stoffe bleiben in gleichbleibender Konzentration erhalten, unerwünschte Stoffe werden ausgefiltert.

Tip

Am besten ist es, Schwarzkümmelöl zu den Mahlzeiten zu sich zu nehmen, weil die enthaltenen Fettsäuren dann besser und schneller aufgenommen werden. Zwar wirkt das Mittel langsamer, aber auch das oben genannte Aufstoßen kann damit gemildert oder sogar ganz vermieden werden.

Die Ölkapsel

Heilpflanzen sind aus der modernen Medizin nicht mehr wegzudenken, obwohl Schwarzkümmel im strengenommenen Sinne kein pharmakologisches Arzneimittel ist. Eine europäische Zulassung mit dem wirksamen Bestandteil Schwarzkümmelöl ist derzeit nicht bekannt. Daher werden die Kapseln als sogenannte Lebensmittelzusatzstoffe (Nahrungsergänzungsstoffe) vertrieben. Nicht immer ist dabei die Abgrenzung klar, so ist z. B. Kaffee ein solches „Lebensmittel eigener Art", das darin enthaltene Coffein allerdings eine sehr potente Droge.

Die industrielle Herstellung der Ölkapseln hat den Vorteil, unerwünschte Begleitstoffe zu entfernen. Zudem besitzen die Präparate eine stets gleichbleibende Konzentration der Inhaltsstoffe, im Gegensatz zu Teemischungen. Außerdem verhindert die Verpackung, daß die flüchtigen ätherischen Öle entweichen.

Schwarzkümmelöl gibt es offen oder als Kapsel in Apotheken, Naturkostläden und Reformhäusern zu kaufen. Eine Übersicht über die ca. 30 verschiedenen Anbieter und die Produkte finden Sie im Anhang auf Seite 90). Manche Anbieter setzen ihren Produkten noch Vitamine und Mineralien zu, ganz besonders sinnvoll im Zusammenhang mit der Behandlung von Bluthochdruck und hohem Cholesterinspiegel.

Mittelmeerkost mit Gemüse, Fisch, Pasta, Salat, Olivenöl und Obst (Diabetiker aufgepaßt!) ist bestens geeignet.

Für Kinder gibt es in den Apotheken spezielle Kinderkapseln, die weniger Öl enthalten, kleiner sind und sich auch leichter schlucken lassen.

Checkliste Qualitätstips

Schwarzkümmelsamen:
- möglichst frisch
- tief schwarz, ohne Beschädigungen
- leichter Druck, nachgiebig, d. h. nicht völlig ausgetrocknet
- würzig, aromatisch bis aromatisch scharfer Geschmack, arttypischer, deutlich wahrnehmbarer Geruch
- Der Samen darf auf keinen Fall grau sein oder Fraßspuren von Schädlingen aufweisen.

Vorsicht bitte auch bei ganz harten, d. h. völlig ausgetrockneten Samen, da diese in der Regel sehr wenig ätherisches Öl und/oder ranziges fettes Öl, aufweisen.

Schwarzkümmenöl:
- möglichst nativ, d. h. Erstpressung ohne Wärmeanwendung
- geprüft auf Pflanzenschutzmittel und Schwermetalle (Blei, Cadmium, Quecksilber, Arsen), geprüfte mikrobiologische Reinheit (insbesondere Fäkalkeime)
- kein raffiniertes Öl
- ätherischer Ölgehalt, möglichst 0,5 Prozent
- klares, goldgelbes Öl
- würziger Geruch, scharfwürziger Geschmack.

Bitte beachten Sie auch dabei, daß, je nach Provinienz, Abweichungen in einzelnen Parametern typisch für die jeweilige Herkunft sein können.

Schwarzkümmelöl ist kein Arzneimittel im strengen Sinne, sondern gehört zu den Nahrungsergänzungsstoffen. Es ist frei verkäuflich, also in Drogerien, Supermärkten und im Versandhandel erhältlich. Prüfen Sie die Qualität genau und lassen Sie sich ausführlich beraten.

Schwarzkümmel in Lebensmitteln

Eine traditionelle Bezeichnung des Schwarzkümmels im Mittelalter als „Brotwurz“ deutet bereits auf eine Verwendung in Lebensmitteln hin, und tatsächlich gibt es eine Reihe leckerer Rezepte, mit denen Sie Ihre Kochkünste bereichern können.

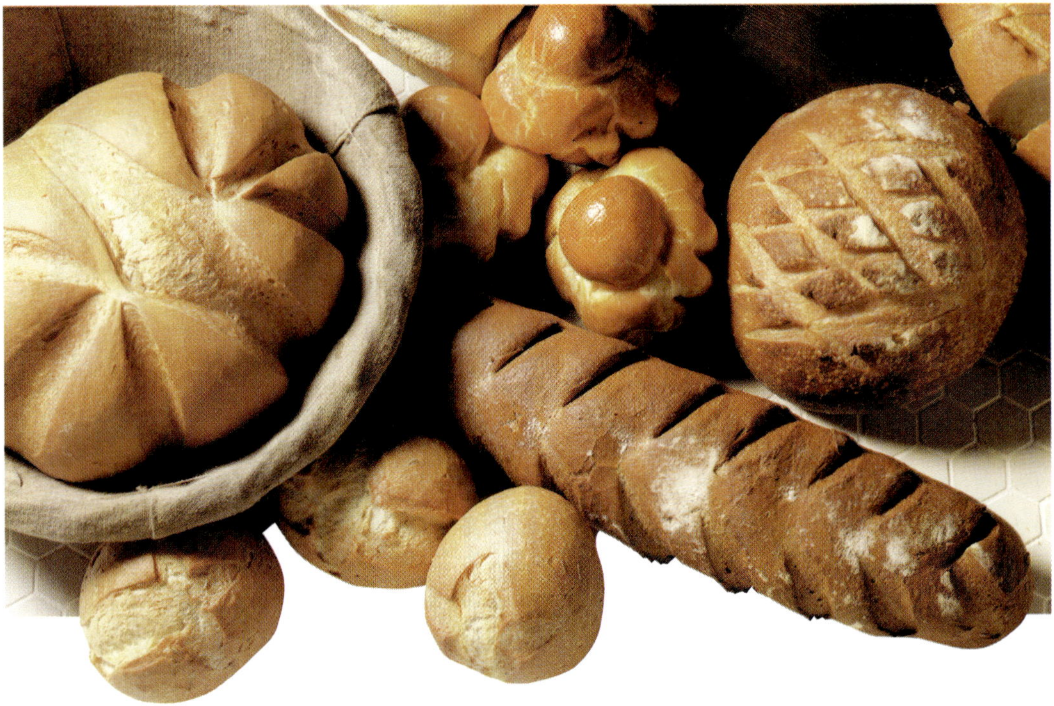

Zum Brot

Im Orient, vor allem in der Türkei und in Ägypten, wurde und wird der Schwarzkümmelsamen aufgrund seiner verdauungsfördernden und leicht entblähenden Wirkungen sowie seiner antibakteriellen Eigenschaften und natürlich wegen seines würzigen Geschmacks in vielen Lebensmitteln verwendet. So wird beim Brotbacken der Schwarzkümmelsamen fein gemahlen unter das Mehl gerührt, die ganzen Körner werden als Gewürz auf das fertige Brot (Fladenbrot) gestreut.

Sie können Schwarzkümmel geschrotet mitbacken oder das Brot mit den ganzen Samen verzieren.

Hier empfehlen wir, sofern Sie Ihr Brot noch selbst backen, ca. 50 g geschroteten oder gemahlenen Schwarzkümmelsamen auf jeweils 1 kg Mehl zum Brotbacken zu verwenden. Am besten ist es natürlich, wenn Sie auch den Sauerteil selbst ansetzen, aber ein wenig Übung erfordert dies schon. Des weiteren können Sie das fertige Brot natürlich mit ganzen Schwarzkümmelsamen verzieren und als Gewürz versetzen.

Zum Einmachen

Aufgrund seiner oben schon dargestellten antibakteriellen Wirkungen wird der Samen auch als Einmachhilfe für Gemüse verwendet. Dabei muß jedoch beachtet werden, daß derart eingemachtes Gemüse einen sehr würzigen, leicht bitteren Geschmack und ein entsprechendes Aroma bekommt.

Als Pfefferersatz

Aus diesem Grund wird Schwarzkümmelsamen auch von magenempfindlichen Personen als Pfefferersatz verwendet. Schwarzkümmelsamen schmeckt, fein gemahlen, zwar etwas bitterer, aber weniger scharf als normaler Pfeffer, ist jedoch weniger magenschleimhautreizend. Daher werden Schwarzkümmelsamen auch zu Curry- und anderen indischen Gewürzmischungen beigemengt.

Schwarzkümmelsamen sind verträglicher als schwarzer Pfeffer, aber ebenso aromatisch.

Zu Kaffee oder Tee

Um Ihren Teeaufgüssen oder Kaffee eine orientalische Note zu verleihen, ist es auch möglich, den Teeaufguß mit Schwarzkümmelsamen zu vermengen, oder aber in das fertige Kaffeepulver eine Prise gemahlenen Schwarzkümmelsamens zu geben. Die dabei verwendete Menge sollte sich nach Ihren geschmacklichen Vorlieben richten.

Sofern Sie Ihren Kaffee noch selbst mahlen, versuchen Sie eine Zugabe von Schwarzkümmelsamen mit und ohne ein paar Körner Kardamom im Verhältnis 5 : 1 vor dem Mahlen.

Bei Verwendung von fertiggemahlenem Kaffee können Sie, je nach Geschmack, eine Prise gemahlenen Schwarzkümmelsamen dem Kaffee vor dem Aufbrühen zugeben.

Tee

Selbstverständlich können Sie einen „echten", puren Schwarzkümmeltee herstellen, indem Sie einen Eßlöffel Schwarzkümmelsamen zerkleinert oder in ganzen Stücken mit einer großen Tasse kochendem Wasser übergießen und mindestens für 10 Minuten ziehen lassen. Diese jedoch sehr gewöhnungsbedürftige, würzig-orientalische Teezubereitung ist nicht jedermanns Geschmack. Daher können Sie natürlich auch Ihren üblicherweise verwendeten Grüntee oder Schwarztee in einem Verhältnis 1 : 3 (ein Teil Schwarzkümmelsamen, drei Teile Grüntee oder Schwarztee) mit kochendem Wasser übergießen, dann jedoch nur 5 Minuten ziehen lassen.

Zum Salat

Jeder Salat kann mit Schwarzkümmelgewürz verfeinert werden. Vielleicht ist Ihnen ja der Geschmack des Öls zu intensiv. Dann rühren Sie doch einfach einige Samen unter Ihr gewohntes Salatdressing.

Eine weitere häufig verwendete Variante ist die Zugabe von Schwarzkümmelöl zum „normalen" Salatöl, um einen sehr aromatischen, würzigen Geschmack der Salatsauce zu kreieren. Auch hier ist die Menge der Zugabe Ihrer Geschmacksempfindung überlassen.

Neben den Möglichkeiten, das Schwarzkümmelöl auch als reines Salatöl oder aber in Mischung mit Ihrem üblicherweise verwendeten Salatöl zu verwenden, können Sie selbstverständlich – ähnlich wie bei Pinienkernen – zu Salatzwecken einen Teelöffel frisch gemahlenen Schwarzkümmelsamen darüberstreuen.

Auch dies verleiht Ihrem Salat eine exotisch-würzige Komponente.

Verfeinerung von Salatöl

Hier empfehlen wir einen Eßlöffel zerdrückter oder zerkleinerter Samen in beliebiges Salatöl einzubringen und dieses Öl bei max. 20 °C vier Wochen zu lagern. Gut ist es, wenn Sie dazu Ölivenöl Extra Vergine oder Distelöl verwenden.

Während dieser Lagerung gehen sämtliche Aromastoffe und auch das ätherische Öl in das Salatöl über und geben ihm einen angenehmen würzigen schwarzkümmelöltypischen Geschmack und Geruch.

Dabei können Sie mit der Menge des zugegebenen Schwarzkümmelsamens experimentieren, ebenso wie mit der Art des Salatöls. Benutzen Sie Sonnenblumenöl, Distelöl, Walnußöl oder Olivenöl, möglichst Extra Vergine.

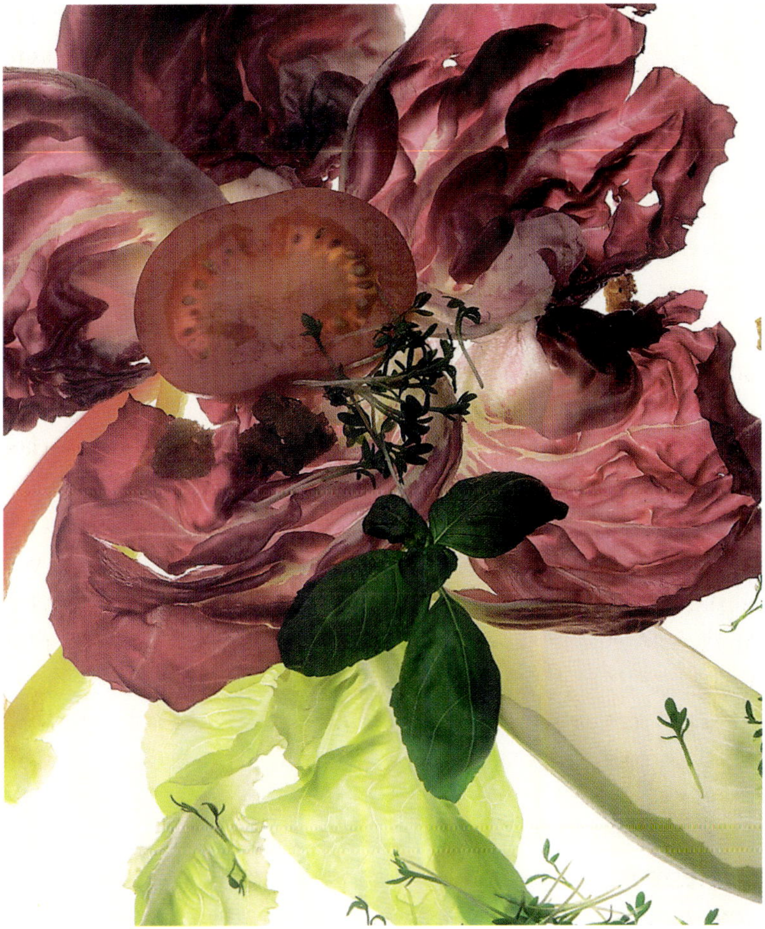

Gerade zur Verfeinerung von Salaten eignen sich die Schwarzkümmelsamen und das Schwarzkümmelöl besonders. Variieren Sie doch einmal Ihr Dressing, Sie werden sehen wie das schmeckt.

Versuchen Sie doch einmal, die Schwarzkümmelsamen vor der Zugabe in einer Pfanne auf dem Herd zu rösten.

Verfeinerung von Essig

Dazu empfehlen wir Ihnen, den üblicherweise verwendeten Essig mit einigen zerdrückten oder zerkleinerten Schwarzkümmelsamen und/oder zerkleinerten Senfkörnern zu versetzen und auch dies ca. 14 Tage bei Raumtemperatur zu lagern.

Auch hier ergibt sich durch die säuerliche Note des Essigs und die Lagerungsdauer eine exotisch-orientalisch anmutende Würzkomponente, die Ihren Salaten und anderen Gerichten einen Hauch von Exotik gibt.

Tip

Es läßt sich also festhalten, daß keine Risiken bei der Verwendung von Schwarzkümmelöl und Schwarzkümmelsamen bestehen; als Gewürz, als Zusatz zu Brot, als Verwendung von Konservierungsmittel beim Einlegen von Gemüse oder aber auch als Zugabe zu Salatöl, sofern das Schwarzkümmelöl weniger als 0,5 % ätherische Öle enthält.

Kosmetik

Schwarzkümmelöl in Kosmetika

Kosmetische Mittel sind überwiegend zur Pflege und Reinigung gedacht, können aber sehr wohl eine vorbeugende und verhütende Wirkung haben.

Dies bedeutet in unserem Fall, daß ein kosmetisches Mittel auch Vorbeugung und Verhütung leisten darf.

Da Schwarzkümmelöle einen sehr intensiven duftenden Charakter haben, wird das Öl den meisten Pflegeserien in Kombination mit anderen Ölen zugegeben.

Selbstverständlich unterliegen alle Aussagen zu Wirkungen von kosmetischen Mitteln in diesem Bereich dem Wahrheitsgebot, d. h. alle getroffenen Wirkaussagen, die über Pflege und Reinigung hinaus gehen, müssen durch seriöse, wissenschaftliche Tests, Studien oder andere Dokumente belegt werden können.

In der pflegenden Kosmetik (Pflege und Reinigung: wie z. B. Nachtcreme, Reinigungslotion, Shampoo etc.), dekorativen Kosmetik (Lidschatten, Lippenstift, Haarfärbemittel) und Wirkkosmetik kann das Schwarzkümmelöl alleine oder zusammen mit anderen Fetten, Ölen oder Fettkörpern eingesetzt werden.

Die Wirkung von Schwarzkümmelölen auf die Haut ist ausgleichend, nährend, feuchtigkeitsspendend, beruhigend und entzündungshemmend. Meist wird das fette Öl nicht direkt auf die Haut aufgetragen, sondern mit anderen ätherischen Ölen und Kräutern kombiniert. Aber Vorsicht: nicht alle ähterischen Öle eignen sich dafür, unverdünnt auf die Haut aufgetragen zu werden.

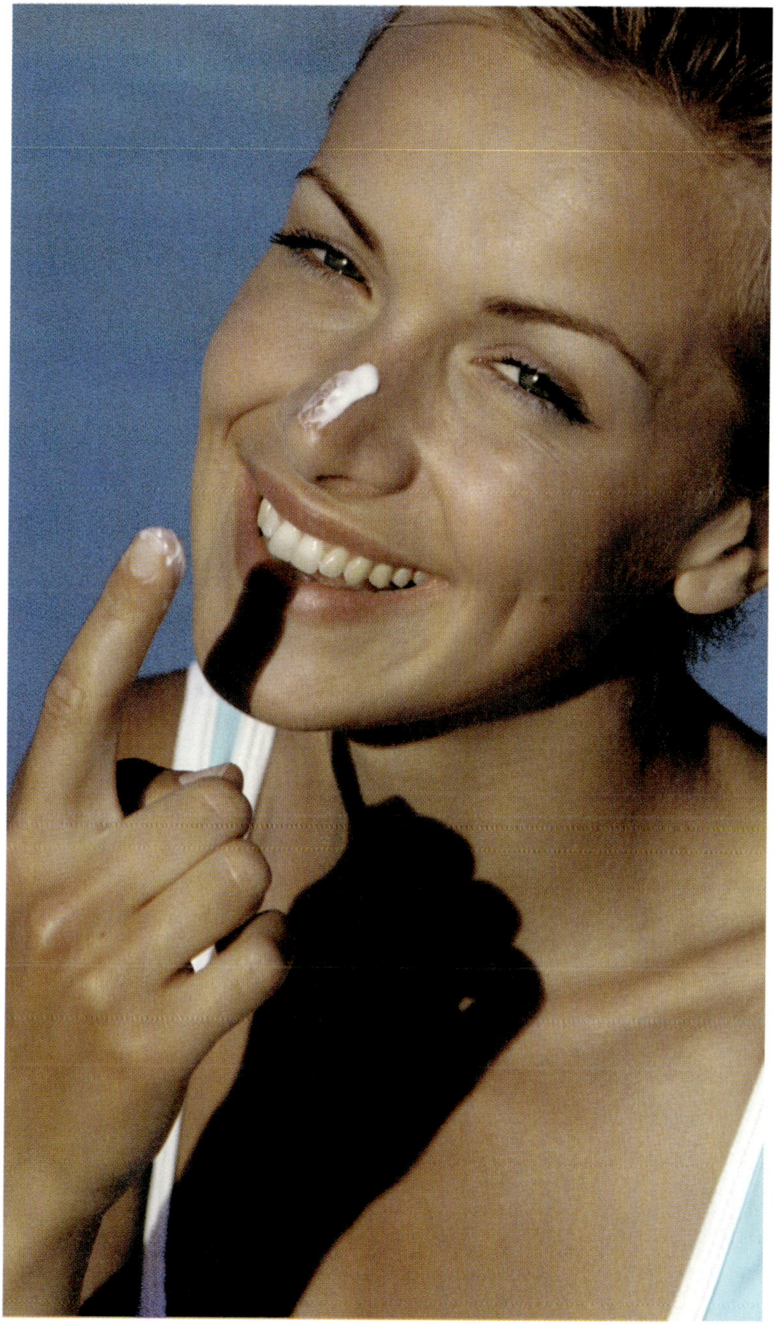

Mit dem Zusatz von Schwarzkümmel können Sie – je nach Hauttyp – pflegende Cremes selber herstellen.

Die richtige Methode, das Gesicht zu reinigen, müssen Sie schon selbst herausfinden. Sie hängt von Ihrem Hauttyp und von der Art Ihres Lebens ab. Ein einfaches Reinigungsöl erhalten Sie, wenn Sie ein paar Tropfen Schwarzkümmelöl mit etwas Mandelöl vermischen. Dünn auftragen und dann mit einem Tuch abnehmen.

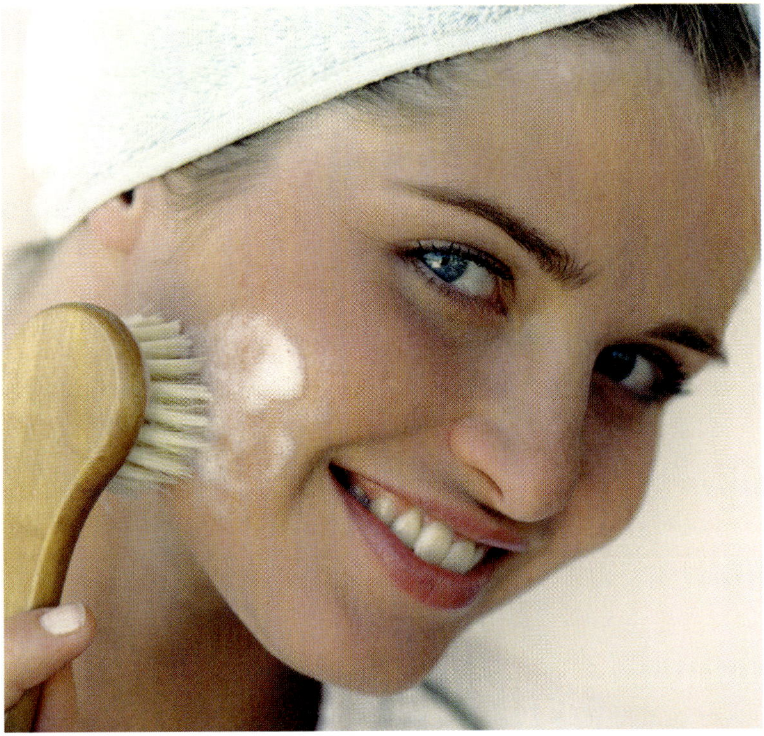

Sinnvoll als Unterstützung bei entsprechenden Hautkrankheiten oder aber zur schonenden Hautpflege ist eine Schwarzkümmelölkosmetik bei:

- Ekzemen
- Neurodermitis
- Entzündungen der Haut
- Akne und unreiner Haut
- Schuppenflechte
- Irritierter und leicht allergischer Haut

Achten Sie immer auf die Reaktionen Ihrer Haut, dann kann Ihnen gar nichts passieren.

Peelingzubereitung

Sehr zu empfehlen ist hier, zerstoßene oder grob bis fein gemahlene Samen mit etwas Schwarzkümmelöl und/oder etwas Mandelkleie zu mischen und daraus eine nicht mehr fließfähige Paste anzurühren. Dafür eignet sich bestens ein sogenannter Apothekenmörser, den Sie im Fachhandel bekommen.

Diese Peelingpaste wird auf die Gesichtshaut oder auch Körperhaut aufgetragen und die Haut mit leicht kreisenden Bewegungen ca. 5 Minuten behandelt. Nach dieser Behandlung wird die Paste mit Wasser abgewaschen; die restlichen Ölpartikel entfernen Sie mit Ihrer Reinigungsmilch oder einer Reinigungslotion. Die frisch gepeelte Haut sollten Sie dann mit einer entsprechend pflegenden Hautcreme schützen.

Dabei soll bei fetter Haut eine Peelingpaste verwendet werden, die statt dem obengenannten Öl nur mit Wasser zubereitet worden ist, wohingegen trockene Haut die Zubereitung mit Öl bevorzugt.

Unreine Haut/Akne

Bei dieser Problematik hat sich eine „saure" Zubereitung des Schwarzkümmelsamens bewährt.

Bei Akne sollten Sie nie fette Cremes verwenden und nach Möglichkeit auch jede Form von Streß verhindern.

Dazu vermengen Sie zerstoßene oder zerkleinerte Schwarzkümmelsamen mit Essig oder, sofern Sie eine empfindliche Haut haben, mit Buttermilch in einem Verhältnis, daß eine gerade noch streichfähige Zubereitung (dicke Paste) entsteht. Diese dicke Paste tragen Sie bitte auf die unreinen Hautstellen auf und lassen sie mindestens 10 Minuten auf der Haut eintrocknen.

Nach Ablauf dieser Zeit entfernen Sie die Zubereitung vorsichtig mit Wasser oder einer Reinigungslotion und tragen erst 1 bis 2 Stunden später eine entsprechende Pflegecreme auf.

Gesichtsdampfbäder

Dazu empfehlen wir Ihnen, ca. 2 Eßlöffel zerstoßene oder zerkleinerte Schwarzkümmelsamen mit heißem Wasser zu übergießen und die entstandenen Dämpfe unter einem Handtuch zu inhalieren.

Je nach Geschmack und Bedarf können Sie selbstverständlich dazu Kamillenblüten, Lindenblüten und andere bewährte Heilkräuter beigeben.

Gesichtsmaske

Eine Paste aus zerkleinerten Schwarzkümmelsamen mit und ohne Mandelkleie zusammen mit Jojobaöl und Honig wird für mindestens 10 bis 15 Minuten auf der Gesichtshaut belassen (Antrocknung).

Nach Ablauf dieser Zeit wird die Maske entfernt und Sie fühlen sich sichtlich erfrischt. Ihre Haut wird belebt und gut durchblutet.

Körpermassageöl

Auch hier können Sie das reine Schwarzkümmelöl verwenden, das jedoch einen sehr markanten und typisch exotischen Geruch verbreitet, der durch die Auftragung auf dem gesamten Körper natürlich auch Ihren Körpergeruch prägen wird.

Fertigen Sie eine Mischung aus Schwarzkümmelöl mit verschiedenen ätherischen Ölen an.

Daher empfehlen wir Ihnen eine Zumischung zum Schwarzkümmelöl von Zitrus-, Eukalyptus- und/oder Teebaumöl in einer Gesamtmenge von höchstens 2 Prozent, um mögliche reizende Wirkungen durch diese ätherischen Öle auszuschließen. Selbstverständlich sind auch Mischungen mit allen anderen Körperölen (Jojobaöl, Mandelöl etc.) denkbar.

Badezusatz

Auf ca. 150 l Badewasser, entsprechend einer mittleren Badewanne, empfehlen wir, ca. 2 Eßlöffel Öl zuzugeben, so daß ein entsprechendes Ölbad entsteht. Wie Sie sicherlich dabei bemerken, wird das Schwarzkümmelöl wie jedes andere Öl auch auf der Oberfläche des Wassers schwimmen und trotzdem Ihre Haut benetzen.

Sollte Ihnen dies unangenehm sein, so können Sie jederzeit durch den Zusatz eines normalen Schaum- oder Ölbads (geringe Menge) erreichen, daß sich das Öl als Emulsion mit dem Wasser vermengt.

Gleiches können Sie bewirken, wenn Sie einen Emulgator, wie z. B. „Tween 80" oder ähnliches (diesen bekommen Sie über Ihren Apotheker), in einer Menge von ca. 1/4 Teelöffel dem Badewasser beimischen.

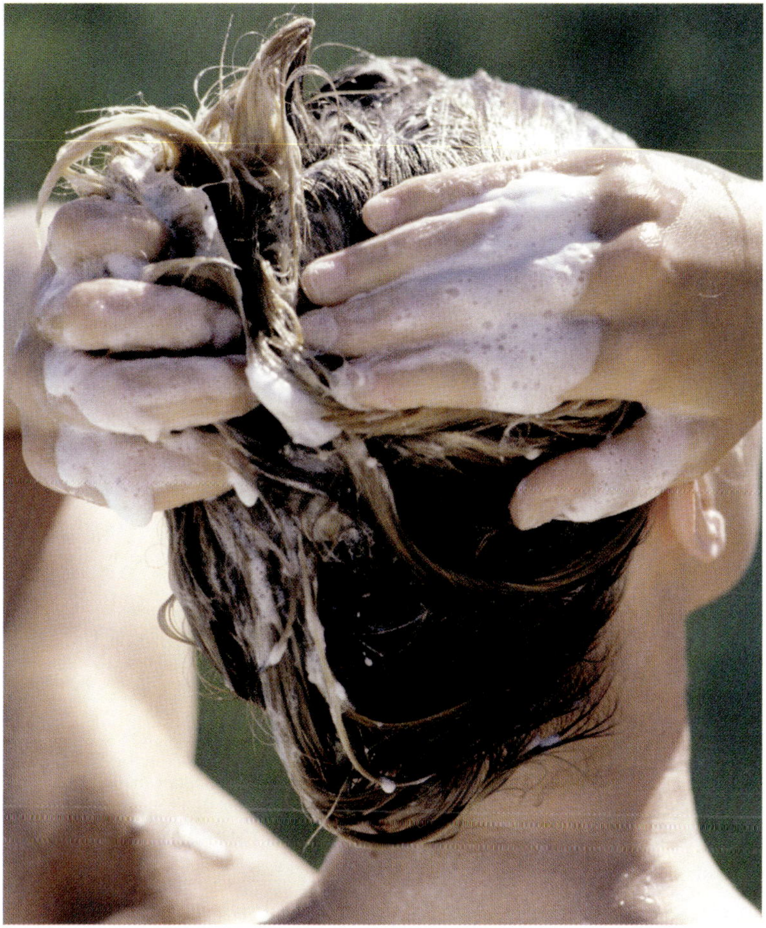

Nach ca. 10 Minuten Einwirkungszeit können Sie diese Paste aus Ihren Haaren mit einem handelsüblichen Shampoo ausspülen.

Haarpflege

Zur intensiven Haarpflege empfehlen wir Ihnen, ca. 2 Eßlöffel zerstoßenen oder zerkleinerten Schwarzkümmelsamen mit etwas Schwarzkümmelöl anzudicken und mit diesem eine noch streichfähige Paste herzustellen. Diese Paste tragen Sie bitte auf Ihre Haare auf und versuchen, durch leichte Massage und Kreisbewegungen auch die Kopfhaut zu erreichen.

Nach ca. 10 Minuten Einwirkungszeit können Sie diese Paste aus Ihren Haaren mit einem handelsüblichen Shampoo ausspülen.

Umfassendere Behandlungen

Schwarzkümmelkuren können zum inneren Gleichgewicht beitragen.

Schwarzkümmelkuren erfreuen sich allgemeiner Beliebtheit, gelingt es einem doch mit solch einer umfassenderen Behandlung, Immunsystem, Stoffwechsel und Hormonsystem wieder zu harmonisieren. Der Effekt: nach einigen Tagen vergehen lästige Beschwerden, und Sie werden sich insgesamt deutlich wohler fühlen. Das Wichtigste ist, daß Sie sich vornehmen, über mindestens zwei bis vier Wochen hinweg Ihre Ernährung umzustellen und natürlich den Schwarzkümmel mit seinen heilenden Inhaltsstoffen zu sich zu nehmen.

Darmsanierung

Für eine umfassende Sanierung des Darmes gibt es eine Reihe von Gründen. Bei Überlastungen durch falsche Ernährung, durch Medikamente (Antibiotika) und durch Infektionen oder gar Pilzbefall kann das innere Millieu des Darmes gestört werden. Die Folge sind oft Beschwerden im Darmbereich, Verstopfung, Blähungen, Irritationen. Zudem ist belegt, daß es einen Zusammenhang zwischen einen gut funktionierenden Darm und einem gesunden Immunsystem gibt.

Am zweiten Tag Ihrer Kur können Sie bis zu fünf Äpfel essen. Sie sollten dabei ungespritzte Früchte bevorzugen.

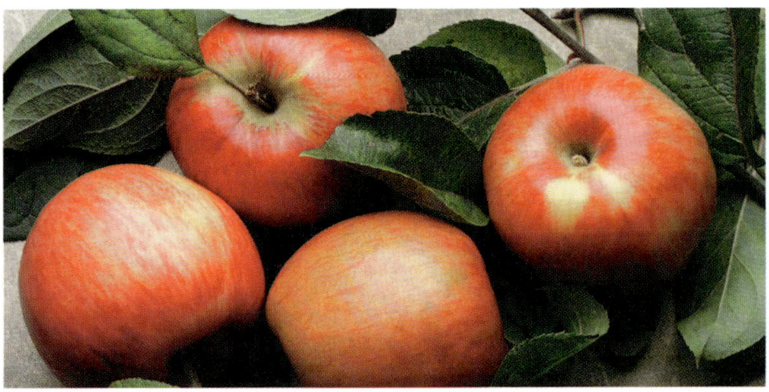

Darmkur: So wird's gemacht

Da die Kur mindestens 6 Wochen dauert, ist es sinnvoll, sich zumindest in der ersten Phase etwas Ruhe zu gönnen – vielleicht zu Beginn eines Urlaubs.

- Halten Sie zwei bis drei Tage Diät mit Äpfeln oder Früchtetees nach belieben. Länger ausgedehnte Fastenkuren allerdings sollten Sie zuvor mit Ihrem Arzt absprechen und vor allem nur unter ärztlicher Begleitung durchführen.
- Trinken Sie viel Früchtetees wie z. B. Lindenblüten- oder Johanniskrauttee. Dadurch werden Schlackenstoffe aus dem Darm entfernt. Am zweiten Tag können Sie auch einige Äpfel essen. Denken Sie an den Spruch „Ein Apfel am Tag und du brauchst keinen Arzt". Wichtig ist, daß Sie die Äpfel mit der Schale essen. Nehmen Sie daher ungespritzte Äpfel.
- Lassen Sie von einem Arzt prüfen, ob Sie unter einer Darmpilzerkrankung leiden. Ist dies der Fall, können Sie mit einer Candida-Diät sowie Schwarzkümmel die Pilzsporen bekämpfen und die Abwehr des Darmes stärken.
- Nun können Sie Ihre Darmflora wieder aufbauen, und zwar mit Hilfe von Naturjoghurt sowie 3mal 3 Kapseln Schwarzkümmelöl pro Tag und natürlich einer möglichst vollwertigen und gesunden Ernährung.

Haarkuren

Für schönes und gesundes Haar können Sie die folgende Rezeptur ausprobieren: Über einen längeren Zeitraum von vier bis sechs Wochen nehmen Sie 3mal 2 Kapseln Schwarzkümmelöl über den Tag verteilt ein. Dazu empfiehlt es sich, Multivitamindragees vor allem mit dem Vitamin-B_{12}-Komplex einzunehmen (Packungsbeilage beachten). Zusätzlich zu diesen Anwendungen können Sie auch noch eine äußere Haarkur durchführen.

Haarkuren: So wird's gemacht

Mischen Sie doch einfach etwas Schwarzkümmelöl unter Ihr gewohntes Haarwaschmittel.

- **Um strapazierte Kopfhaut zu revitalisieren, können Sie zusätzlich zu inneren Anwendungen von Schwarzkümmelöl, Vitaminen sowie Zink- und Selenpräparaten ein Haartonikum auftragen.**
- **Entweder nehmen Sie ein Fertigpräparat (Arysana), oder Sie stellen sich selbst eine Mischung aus Schwarzkümmelsamen, Apfelessig und Ölivenöl her, die Sie im Mörser zu einer streichfähigen Paste zerreiben; davon massieren Sie etwa zwei Teelöffel gründlich in die Kopfhaut ein.**
- **Lassen Sie die Packung etwa 20 Minuten lang einwirken und waschen Sie dann Ihre Haare wie gewohnt. Sie können das Schwarzkümmelöl auch dem Shampoo zugeben oder ein Fertigpräparat (Arysana) kaufen.**

Bindegewebsschwäche

Zellulitis betrifft meist Frauen und läßt sich sehr gut mit Trockenbürsten und bestimmten Sportarten behandeln. Massagen mit Schwarzkümmelöl können helfen, das Bindegewebe zu festigen.

Im Volksmund heißt die Cellulite „Zellulitis" oder auch „Orangenhaut". Sie ist keine Erkrankung oder Entzündung der Haut, sondern eine anlagebedingte besondere Struktur des Bindegewebes des Unterhautfettgewebes bei der Frau. Beim Zusammendrücken der Haut kommt es zu charakteristischen, grübchenförmigen Einziehungen. Zellulite kommt gerade bei Frauen mit besonders weiblicher Ausprägung vor (viele Östrogene).

Nun ist gegen Cellulite zunächst noch keine Behandlungsmöglichkeit bzw. Creme gewachsen, auch wenn die Versprechungen der Kosmetikbranche die Sterne vom Himmel zu holen scheinen. Richtige Hilfe bringen nur die Stärkung des Gewebes von innen, Verringerung des Körperfetts sowie sportliche Aktivitäten (wie Joggen Walking, Radfahren), spezielle Massagen und Trockenbürsten. Auch chirurgisch kann man heute schon gegen die üppigsten dieser Ausprägungen, die sogenannten Reiterhosen, vorgehen.

Ein Rat zum Schluß

Wenn Sie Beschwerden haben, die länger anhalten, dann sollten Sie vor einer Selbstbehandlung auf jeden Fall Ihren Arzt konsultieren. Er muß eine ernsthafte Erkrankung ausschließen, damit Sie in Ruhe und Sicherheit Ihre Therapie mit Heilpflanzen beginnen können.

Vielleicht haben Sie ja zu manchen in diesem Buch gemachten Ratschlägen wie auch zu dem Nahrungsergänzungsmittel Schwarzkümmelöl weitere Fragen. Dann wenden Sie sich an Ihren Arzt oder Apotheker und lassen Sie sich beraten. Denken Sie bitte an die Grenzen der Selbstbehandlung.

Vor allem bei Kindern sollten Sie mit den Experimenten Vorsicht walten lassen, denn zum einen könnten Sie eine ernsthafte Erkrankung übersehen, zum anderen können Kinder auf die ätherischen Öle allergisch reagieren.

Gewebestraffung: So wird's gemacht

- **Führen Sie morgens und abends eine belebende Kneipp-Anwendung durch, z. B. mit Trockenbürstenmassagen oder mit dem Schenkelguß.**
- **Massieren Sie anschließend in die trockene Haut Schwarzkümmelöl ein, das Sie zuvor mit anderen Ölen wie Aloe-vera-Öl oder Jojobaöl und mit weiteren ätherischen Ölen nach Belieben vermischt haben.**
- **Stellen Sie Ihre Ernährung um und versuchen Sie, überflüssiges Fett abzubauen.**
- **Sorgen Sie für ausreichende Bewegung und gönnen Sie sich eine Massage.**
- **Fallen Sie nur nicht auf die unhaltbaren Versprechen dubioser Firmen herein, die Ihnen teure Präparate oder Methoden gegen die Cellulite versprechen.**
- **Neue Laufschuhe, regelmäßig Schwimmen und Radfahren wirken oft Wunder.**
- **Lassen Sie sich vor einem chirurgischen Eingriff ausführlich auch über die Risiken beraten.**

Antihistaminika

In der Medizin verwendete Stoffe, die eine Herstellung des Gewebehormons Histamin verhindern. Histamin wird z.B. bei Allergien und Hauterkrankungen in großen Mengen freigesetzt und ist für die auftretenden Beschwerden mit verantwortlich.

Antioxidanzien

Stoffe, die freie Radikale unschädlich machen. Diese freien Radikalen entstehen als Stoffwechselprodukte im menschlichen Körper, der normalerweise in der Lage ist, mit ihren schädigenden Auswirkungen umzugehen. Zu den Antioxidanzien gehören die Vitamine A, D, E sowie das Spurenelement Selen. Eine vollwertige Ernährung deckt den Bedarf an Antioxidanzien ab. Für Risikogruppen wie Raucher, Schwangere oder chronisch Kranke wird eine erhöhte Zufuhr empfohlen.

Fettsäuren, ungesättigte

Auch essentielle Fettsäuren genannt. Der Körper kann sie nicht selbst herstellen, sie müssen daher über die Nahrung aufgenommen werden. Sie sind im Organismus für das Zellwachstum, die Zellentwicklung und für die Zellerneuerung zuständig. Sie sorgen für Elastizität in den Zellwänden und regeln den Cholesteringehalt im Blut. Sie tragen zur Senkung des Blutdrucks bei und mindern so das Risiko für eine Arteriosklerose. Gute Lieferanten essentieller Fettsäuren sind alle Pflanzenfette (bis auf Kokosfett) sowie fette Seefische (Omega-3-Fettsäuren).

Freie Radikale

Chemische molekulare Verbindungen, die besonders reaktionsfreudig sind. Sie schädigen die Zellwände und sogar das genetische Material und können auf diese Weise zu Krebserkrankungen beitragen. Unter normalen Umständen wird unser Immunsystem mit ihnen fertig. Die sogenannten Antioxidanzien können helfen, die schädigenden Auswirkungen der freien Radikale einzudämmen.

HDL-Cholesterin

Gutes, gesundes Cholesterin, Abkürzung für High-Density-Lipoprotein-Cholesterin.

Kneipp-Kur

Verschiedene Anwendungen wie Trockenbürsten oder Güsse, die zum allgemeinen Wohlbefinden beitragen und das Immunsystem anregen. Sie können Venen und Arterien kräftigen und das Bindegewebe festigen. Sie werden z. B. bei Bindegewebsschwäche zusammen mit einer Schwarzkümmelkur empfohlen.

Linolsäure

Eine für den Körper wichtige ungesättigte Fettsäure. Sie ist in ausreichenden Mengen in Schwarzkümmelöl enthalten und gilt, neben den ätherischen Ölen, als der wichtigste Bestandteil desSchwarzkümmels.

Lipide

Fette und fettähnliche Stoffe.

Lymphozyten

Gruppe weißer Blutzellen, die für die erworbene Immunität unseres Körpers verantwortlich sind. Einige Lymphozyten speichern als Gedächtniszellen Informationen über eingedrungene Mikororganismen, so daß die Abwehr rascher vor sich gehen kann. Diese „Memory-Funktion" wird über Impfstoffe angeregt. Es gibt zwei Hauptformen: Die B-Lymphozyten und die T-Lymphozyten.

Makrophagen

Freßzellen. Sie gehören zum Immunsystem und sind in der Lage, belebte und unbelebte Fremdkörper in sich aufzunehmen, zu vernichten oder wegzutransportieren.

Mineralien

Vom Körper in kleinen Spuren (Spurenelemente) oder größeren Mengen (Mengenelemente) benötigte Stoffe, die für den Auf- und Abbau von Körpersubstanz unentbehrlich sind (wasserlöslich). Bei normaler vollwertiger Ernährung ist ein Mangel an Mineralstoffen selten, er führt aber bei Risikogruppen zu schneller Ermüdbarkeit.

Prostaglandine

Gewebshormone, die in unterschiedlichen Körpergeweben (z. B. in der Prostata) gebildet werden. Sie wirken schon in kleinsten Konzentrationen gefäßerweiternd und entzündungshemmend. Für den Fettsäurekreislauf sind sie unverzichtbar, denn sie bauen die ungesättigten Fettsäuren so um, daß sie die Arterienwände schützen.

Vitamine

Vitamine sind schon in geringen Mengen für das normale Funktionieren des Körpers lebenswichtig. Von wenigen Ausnahmen abgesehen, kann der Körper diese Substanzen nicht selber produzieren, sondern sie müssen ihm mit der Nahrung zugeführt werden. Bei einer abwechselungsreichen Ernährung nimmt man auch ausreichend Vitamine zu sich, aber bei Risikogruppen (Schwangere, Kleinkinder, Raucher) kann es zu einer Vitaminunterversorgung kommen. Viele der auf dem Markt angebotenen Schwarzkümmelprodukte haben Vitaminzusätze.

Firma	Zusammensetzung	Dosierung	Haltbarkeit (Monate)
Aalborg	350 mg SKÖ, pflanzliches Öl, Gelatine, Glyzerin, Sorbit, 10 mg natürliches Vitamin E, 4 mg natürliches Beta-Carotin	1-2/Tag	48
Abtei	500 mg SKÖ d-(α) 10 mg Vitamin E (Tocopherol)	2-3/Tag	20
Advanced	400 mg SKÖ, pflanzliches Öl, Gelatine, Glyzerin, Sorbit, 10 mg natürliches Vitamin E, 4 mg natürliches Beta-Carotin	1-2/Tag	24
Apex-Pharma	350 mg SKÖ, pflanzliches Öl, Gelatine	1-2/Tag	
Aresko	Öl	1xtgl.1gestr.	
Aresko	Öl	3xtgl.20 Trpf.	
Aryla	keine Angaben	2x1-2/Tg.	24
Ascopharm	450 mg SKÖ, 12 mg natürli-ches Vitamin E		
Aurica			24
Bärenstein	400 mg SKÖ pflanzliches Öl, Gelatine, Glyzerin, Sorbit, 10 mg natürliches Vitamin E, 4 mg natürliches Beta-Carotin	1-2/Tag	24
Bakanasan/ neuform	SKÖ 600 mg, Nachtkerzenöl 300 mg	3x1-2 Kaps.	12
BDS	500 mg 100 % naturrein, kaltgepreßt	2-3/Tag	36

Firma	Zusammensetzung	Dosierung	Haltbarkeit (Monate)
Bergland	Öl	3x25 Tropfen o. 1/2 Teelöffel	
Bio Diät	Öl		12
Biomin Pharma	SKÖ	2x1-2/Tag	24
Bio-Präp.	500 mg SKÖ, Gelatine, Glycerin, Sorbit	2x1-2/Tag	24
Bischoff	420 mg SKÖ, 12 mg Vit.E	3x1/Tag	24
Björnsten	400 mg SKÖ pflanzliches Öl, Gelatine, Glyzerin, Sorbit, 10 mg natürliches Vitamin E, 4 mg natürliches Beta-Carotin	1-2/Tag	24
Börner	600 mg SKÖ, 300 mg Nachtkerzenöl	3x1-2/Tag	
Bombastus	Öl	3x1-2/Tag	
Bräuner	450 mg SKÖ, 15 mg natürliches Vitamin E, Öl, Tee	1 TL/Tasse	
Bucopa	420 mg SKÖ, Sojaöl, 12 mg Vitamin E	3x1/Tag	36
Diamant Natur	400 mg SKÖ D3 Verreibung, Lactose	1-3x1/Tag	60
Diamant Natur	400 mg SKÖ D4 Verreibung, Lactose, farblose Gelatine	1-3x1/Tag	60
Diamant Natuur	50 ml SKÖ D3	1-3xtgl. 5 Trpf	
Diamanvital	350 mg SKÖ, pflanzliches Öl, Gelatine, Glyzerin, Sorbit, 10 mg natürliches Vitamin E, 4 mg natürliches Beta-Carotin	1-2/Tag	24

Firma	Zusammensetzung	Dosierung	Haltbarkeit (Monate)
Dr. Dünner	450 mg SKÖ, 12 mg natürliches Vitamin E	3x1/Tag	0
Dynamis	400 mg SKÖ (telefonische Auskunft) pflanzliches Öl, 10 mg natürliches Vitamin E, 4 mg natürliches Betacarotin	1x1/Tag	24
Embamed	500 mg SKÖ, natürliche Gelatine, Glycerin	2-4/Tag	12
Glockmann	490 SK-Pulver, 10 mg Vitamin E	3x1/Tag	12
Hannes	Öl	1gestr.TL/Tag, 3xtgl. 20 Trpf	
Hannes	200 mg SKÖ, 22 mg Beta Carotin, 10 mg Vitamin E, Glycerin, Gelatine, Wasser, Sojalecithin	2xtgl. 1-2	
Hecht Pharma	Öl		24
Hecht Pharma	Öl		36
Hübner	500 mg SKÖ, 20 mg Vitamin E, 12 mg Betacarotin		
Idunn	Vitamin E	2x1-2/Tag	
Krepha (Dr. Jackisch)	kaltgepreßtes SKÖ, Vitamin C, Beta-Carotin	3x1/Tag	24
LM-Naturprod.	SKÖ, Gelatine, Sesamöl, Sorbitol, Gelatine	2-3/Tag	
Mepha	keine Angaben		
Mönch's Naturpr.	450 mg SKÖ, 23-47 mg Vitamin E, 20 mg Betacarotin	2x1-2/Tag	
Omega Wellness	500 mg SKÖ, 10 mg Vitamin E, Gelatine	1-2x1/Tag	

Firma	Zusammensetzung	Dosierung	Haltbarkeit (Monate)
PG Naturpharma	Öl		24
Pharmadrog PHD	Allpharm; 450 mg SKÖ, 15 mg Vitamin E	2x1-2/Tag	24
Phyt-Immun GmbH	Produkt Immer Fit SKÖ Kapseln, 420 mg SKÖ,Betacarotin, Vitamin E Produkt Immer Fit SKÖ + Vitamine	3x1/Tag, 3x1/Tag	36,36
Plosspharma	Öl		36
Sanhelios	SKÖ + Nachtkerzenöl		
Sasa Med	Öl		15
Sasa Med	Öl		18
St. Bernhard	500 mg SKÖ, 15 I.E. natürliches Vitamin E, 5mg Vitamin B1	3x1-2/Tag	
Tierra Verde	Tee		
Tierra Verde	Öl	1 TL Tee	
Tierra Verde	500 mg SKÖ	1-3x25 Tr.	
Tierra Verde	Lutschtabletten	1-2/Tag	
Werner & Winkler	500 mg ägyptisches SKÖ, Gelatine, Glycerin	2x1-2/Tag	18
WindWard	SKÖ, Sojaöl, 16 mg Beta-Carotin, Tocopherol	3x1/Tag	36

SKÖ (bei Kapseln), Öl (bei Öl in Flaschen)

Hilfreiche Adressen

Bezugsquellen in Deutschland

In Reformhäusern und Apotheken sind sämtliche aus ägyptischem Schwarzkümmel hergestellten Nahrungsergänzungsmittel und Kosmetika folgender Firmen erhältlich. Schwarzkümmelsamen können z. B. in der Apotheke bestellt werden.

Amyris
Vaihinger Straße 36
74343 Sachsenheim

Brigitte Versand
Johannesstr. 118
73614 Schorndorf

Calendula nativ
Postfach 118
97944 Bocksberg

Dr. Dünner GmbH
Bahnhofstr. 24
83052 Bruckmühl

Gewürzmühle Brecht GmbH
Ottostr. 1
76344 Eggenstein

Kräuter Fischer
Markt 3
33378 Rheda-Wiedenbrück

NaturGut GmbH
Albtalstr. 24b
79837 St.Blasien

Phyth-Immun GmbH
Michelinstr. 10
66424 Hombach

Primavera Life
Am Fichtenholz 5
87477 Sulzberg

Spinnrad GmbH
Am Luftschacht 3A
49886 Gelsenkirchen

Tierra Verde
Stettergasse 15
72766 Reutlingen

In Österreich

Life Light Naturwaren GmbH
Rohrbrunn 53
A-7572 Deutsch Kaltenbrunn

Bei medizinischen Problemen

Arbeitsgemeinschaft Allergiekrankes Kind e.V. (AAK)
Hauptstr. 29
35745 Herborn

Bundesverband Neurodermitiskranker in Deutschland e.V.
Postfach 1405
56154 Boppard

Deutscher Allergie- und Asthmabund e.V.
Hindenburgstr. 100
41061 Mönchengladbach

In der Schweiz

Das Band
Selbsthilfe für Asthmatiker
Gryphenhübelinweg 40
CH-3006 Bern

Schweizerische Gesellschaft für Allergologie und Immunologie
1, rue Michel Servet
CH-1211 Geneve 4

In Österreich

Medizinisches Selbsthilfezentrum
Obere Augartenstraße 26-28
A-1020 Wien

Selbsthifegruppe für Neurodermitis
Kegelgasse 34-38/1/20
A-1030 Wien

Sachregister

Bildnachweis

Illustrationen: Zimmermann, S. 27, 29
Photos: S.: 2 Amazonas; 4 AKH; 8, 9, 13, 40, 41 Reinhard; 18, 19, 36, 68, 69 ZFA; 11 Hayo; 54 Fotex; 22 Schnitzer.